Christian Blanchard vit en Bretagne. Il a travaillé durant vingt-cinq ans au sein d'une institution publique avant de se consacrer à l'écriture. *Iboga* est son septième roman.

DU MÊME AUTEUR

Parasite
Palémon, 2012

Les loups gris
Palémon, 2013

Curriculum Vitae
Palémon, 2014

La salamandre de Kerpape
Chemin Faisant, 2014

Pulsions salines
Palémon, 2015

L'Immortelle qui pleurait les morts
Palémon, 2015

La mer qui prend l'homme
Belfond, 2018

Christian Blanchard

IBOGA

ROMAN

Belfond

TEXTE INTÉGRAL

ISBN 978-2-7578-7475-2
(ISBN 978-2-7144-7833-7, 1re publication)

La mort m'attend.

Insaisissable. Elle a pourtant une odeur et un visage.

Imprévisible. Elle me prendra quand elle le voudra.

Bientôt.

Le verdict est tombé. Submersion de sensations contradictoires. Mon esprit s'embrume, se ferme… refuse la sentence.

Des cris de joie et des pleurs de soulagement me parviennent, étouffés. Les proches des victimes respirent, soulagées de ma prochaine disparition.

La justice des hommes vient de passer. Vengeance légale.

Mes yeux se voilent. Refus de voir, d'entendre… de croire.

Aucune pitié. Je suis né de pas grand-chose, j'ai vécu pour rien et je vais mourir dans l'indifférence.

Je voudrais cracher ma colère… hurler mon désir de vivre…

Je ne peux pas.

Tétanisé par la peur.

Putain ! Je vais mourir !

Ce n'est pas vrai ! Un mauvais rêve. Je dois sortir de ce cauchemar… *Allez ! Réveille-toi !*

Personne n'est venu me soutenir, m'aider ni me défendre.

Même pas Max.

Normal… Lui aussi est mort.

1

Octobre 1980

Deux gendarmes me soulèvent du banc et m'extirpent du box des accusés. Incapable de me lever seul. Paralysé par la décision. Devant moi, mon avocat de l'autre côté de la vitre blindée. Commis d'office. Pas compétent. La preuve : je suis condamné à la peine capitale. Il paraît aussi mort que moi.

Je n'ai pas tout compris. Pas l'instruction nécessaire. Pas reçu la bonne éducation, paraît-il.

Beaucoup de gens sont passés à la barre. Des témoins de mes crimes. Des personnes que je ne connaissais pas mais qui, *a priori*, savaient de quoi il retournait. Doigts accusateurs : *C'est lui ! Je m'en souviens. C'est lui l'assassin.*

Puis est venu le temps des experts. Des spécialistes de tout. Ceux qui ont expliqué en détail mes actes, ma façon de penser, ce que j'ai pu ressentir. Ils sont entrés dans mon cerveau.

Jamais vu ces gens auparavant. Comment pouvaient-ils savoir ce que j'avais dans la tête ? Même moi, j'ai pas tout compris.

Mais la sentence est tombée… sans appel… sans compromis possible.

Chaîne aux chevilles et bracelets aux poignets, je descends lentement un escalier en béton, traverse un hall froid puis monte à l'arrière d'un fourgon cellulaire.

Un policier s'assied devant moi. Ses yeux cherchent à me transpercer. Sa bouche ne fait aucun mouvement mais je l'entends me parler de l'intérieur. *Bientôt un salaud de moins sur terre. Tu vas crever, mec… Avec toi, pas de risque de récidive. Si Dieu existe, c'est à côté du Diable que tu seras. Grillé en enfer, pour l'éternité.*

Il se rapproche, presque à me toucher. Son visage effleure le mien.

T'es un monstre, me dit-il dans ma tête.

– Va te faire foutre ! je lui réponds.

Vu son regard, j'ai dû parler à haute voix. Il se penche vers moi.

– Tu ne te rends peut-être pas compte, mais ce petit voyage en fourgon est ton dernier. La prochaine fois que tu monteras dans un véhicule, ce sera entre quatre planches.

J'ai envie de lui demander pourquoi il est si agressif. Je ne lui ai rien fait ! Pas nécessaire d'en dire plus. Mieux vaut me taire.

Lui, il ajoute :

– Mais avant, tu vas vivre l'attente. Comprends-tu ce que cela veut dire ?

Sur le moment, je ne saisis pas… En réalité, je refuse de comprendre.

Le policier se recale dans son siège. Quelques minutes sans paroles. Juste les bruits du moteur, des changements de vitesse, des accélérations et des freinages. Puis l'arrêt. Des voix. L'ouverture d'un portail métallique.

– On est arrivé à ton avant-dernière demeure, me dit le policier.

Aussitôt descendu du fourgon, j'entre dans une petite piècc sans fenêtre pour une fouille intégrale. Pas la première. Pas la dernière. C'est ce que je me surprends à espérer.

Je n'imagine pas chaque geste comme étant le dernier du genre. Je veux bien subir de nombreuses fouilles… des dizaines… des centaines s'il le faut.

Même si c'est humiliant, cette honte, c'est la vie qui coule encore dans mes veines.

Je remets mon slip et enfile les vêtements réglementaires de ma nouvelle prison.

Pas la peine de déposer mes effets personnels, bijoux et argent. Il y a longtemps que je n'ai plus rien. Mon dossier judiciaire a suivi. Un agent du greffe me parle. Je ne l'écoute pas. J'entends mon nom, mon prénom… ma date de naissance… On reprend mes empreintes digitales. Je suis de nouveau photographié de face et de profil…

Les derniers clichés d'un condamné à mort. Au milieu d'autres documents administratifs, ils iront rejoindre les archives de la prison.

L'agent me tend un papier.

– Signe en bas.

Je prends la feuille et hésite.

– Tu sais lire au moins ?

– Oui… monsieur.

– Alors signe… Dépêche-toi, j'ai pas tout mon temps.

– Moi non plus.

En fait, je ne lis pas très bien. Je repère mon nom. Je lis le logo en haut de la feuille « Ministère de la

Justice » et le nom de la prison « maison d'arrêt de Fresnes ».

– T'écris la date d'aujourd'hui et tu signes.

Nouvelle hésitation.

– Tu sais écrire au moins ?

– Oui… monsieur.

– Alors fais-le. Grouille-toi !

J'inscris la date : 28 octobre 1980.

Je signe en écrivant mon prénom et mon nom en toutes lettres. L'une après l'autre : Jefferson Petitbois.

Le jeune Black… le très jeune Black aux multiples crimes.

La première fois que j'ai été incarcéré, j'ai trouvé ce rituel dégradant. Aujourd'hui, j'évite la cellule prévue pour accueillir les arrivants. J'ai un statut particulier. En quelque sorte, je suis un sursitaire. Direct vers le quartier des condamnés à la peine capitale. En réalité, je serai seul dans le couloir de la mort… le seul à attendre.

De nouveau entravé aux chevilles et aux poignets, je marche difficilement. Deux gardiens m'aident à avancer. Lentement. Un pas puis un autre. Pas possible d'aller plus vite.

Des couloirs sales et puants, des portes qui claquent et s'ouvrent après la fermeture de la précédente. Peut-être des dizaines.

Un monde anxiogène. Irréel. Je ne veux pas être ici. Ma destinée n'était pas celle-là. Max m'avait promis une vie au-dessus des autres. Un cauchemar. Je vais bientôt me réveiller.

Bruit de fond dans les travées. Comme une traînée de poudre, la rumeur traverse les miradors, les murs de béton et les portes blindées. Des détenus m'interpellent.

– Hé ! C'est bien toi ? L'enfant condamné à mort ? Hé, mec, bienvenue en enfer !

Des voix s'élèvent. Des cris. Des insultes.

– Fais gaffe à ton p'tit cul ! Faut qu'on s'grouille avant qu'tu perdes la tête !

Ne pas écouter. Ne pas répondre. Profil bas. Je n'ai pas ma place ici.

Encore des portes, des grilles… D'autres sas. Au détour d'un escalier, le ciel apparaît. J'entre dans un espace ouvert. Coup de poing au plexus. Souffle coupé. Elle est là, devant moi. Je lève les yeux vers elle. Impossible de l'ignorer. Tétanisé, je refuse de faire un pas de plus. De nouveaux cris de détenus du haut des fenêtres : *La Louisette ! Tu vas goûter à la Louisette !*

La guillotine.

Dix-sept ans ! À peine…

Trop jeune pour mourir.

Comme un outrage à la dignité humaine, un doigt d'honneur à la vie, elle trône au milieu de la cour… visible des cellules alignées dans le couloir de la mort. Torture supplémentaire.

Je ne peux pas mourir. C'est écrit. Je le sais au fond de mes tripes. Mais la peur… Putain de peur ! Se battre contre elle serait inutile. Je suis démuni face à elle. Elle vous prend au creux du ventre et ne vous lâche plus.

La mort sera-t-elle plus douce ?

J'entends encore la voix de Max : *Tu es immortel, fils ! Je t'ai façonné dans un métal inaltérable. Rien ne pourra te faire disparaître.*

Max me manque… terriblement.

L'un des gardiens, le plus gros des deux, me murmure à l'oreille : *Elle sera ta belle pour l'éternité. Une fille de sang. De ton sang. Sa lame est parfaitement aiguisée.*

Je tourne la tête vers son visage gonflé par une bouffe trop grasse.

– Pas encore, mec… Pas encore… La vie ne me quittera jamais. Je suis invincible.

Frime. Baroud d'honneur. Je tente de bomber le torse, de montrer que je suis un vrai de vrai, un dur… Personne ne me fait peur.

Le sourire du maton dégage une rangée de dents jaunies par la cigarette. Ne pas lui laisser le temps de répondre. Je reprends l'initiative :

– Tu mourras avant moi, mec. La bouffe, la clope et l'âge. Pas besoin d'elle, la guillotine, pour te balancer dans le néant.

Mes entraves se resserrent brutalement. Léger rictus de douleur. Je dois être fort. On me regarde. On attend que je m'écroule face à celle qui va bientôt me tuer.

Louisette ! Tu vas goûter à Louisette !

Je veux me battre, résister à l'évanouissement.

Je veux me battre.

Pour la première fois, je la vois… en vrai. L'effet est terrible. En passant à quelques centimètres d'elle, je sens son odeur. Celle de la graisse généreusement diffusée sur ses montants d'où coulisse une lame, celle de la limaille après l'affûtage. Le relent d'une senteur familière : celle du sang.

Trop jeune.

Pas à dix-sept ans.

Suffisamment grand pour tuer donc assez vieux pour mourir… Les jurés en ont décidé ainsi.

2

Réveil en sursaut.

– NON !

Un cri incontrôlable. Je me redresse de mon matelas, dos en sueur.

J'ai froid. Rien à voir avec la température de la cellule.

J'ai froid à l'intérieur.

Comme si j'étais déjà mort.

Vivant… Je suis vivant… Juste endormi.

Première nuit dans l'antichambre de la mort.

Je respire fort.

La peur.

L'éprouver, c'est être vivant.

Ce n'est pas pour aujourd'hui.

Je n'ai jamais été aussi proche de la fin… Sans en connaître le terme. Combien me reste-t-il ? Une heure ? Un jour ? Une ou plusieurs semaines ?

Je lève les yeux vers la caméra. Épié en permanence, vingt-quatre heures sur vingt-quatre. Toujours un gardien pour m'observer. Que je mange, dorme, pisse ou chie… il y aura toujours le regard d'un maton sur moi. Ne pas me laisser me suicider. Une frustration nationale. Ne pas me laisser me soustraire à la justice des hommes. Les contribuables ont droit à leurs jeux du cirque. Je serai leur prochaine attraction. La société : droit de vie ou de mort sur ses ouailles.

La lumière de ma cellule est allumée en permanence. Besoin de clarté pour surveiller. Pas de secret. Tout est clair, prévu dans les procédures judiciaires, voté et approuvé par les élus de notre démocratie à la doctrine explicite : liberté, égalité, fraternité.

Le jour où les néons seront éteints, je ne serai plus de ce monde.

Les quelques mètres carrés dans lesquels je suis enfermé sont impersonnels. Je n'y mettrai aucune once de vie. Je ne fais que passer. Je ne vois pas les murs sales, l'ameublement défraîchi… ni la literie puante.

Je m'en fous. Je ne vais pas rester longtemps ici.

J'ai ôté la liberté, la vie à des êtres humains, on va donc prendre la mienne. Le libre arbitre de la justice, une forme d'égalité. Nous sommes tous frères devant le malheur. Je prendrai bientôt ma part.

L'attente est peut-être la pire des choses. Ne pas connaître la date ni l'heure est, de loin, l'ultime torture. Impossible de se projeter dans un avenir même limité à quelques secondes.

L'envie d'uriner me prend, je tente de retarder le moment de soulager ma vessie. On ne sait jamais… Peut-être la dernière fois que je me tiens debout devant la cuvette métallique. Le jet fait du bruit en percutant l'eau du siphon. Je lève un doigt vers la caméra.

– T'entends, le maton ? Suis encore vivant ! Et je pisse toujours droit et fort !

Un combat d'arrière-garde. La bataille est perdue d'avance et la guerre sera bientôt terminée… faute de combattant.

Des jours et des semaines, peut-être, à ne rien faire… à attendre.

Excès de colère vite étouffé. Je voudrais me battre mais je n'ai aucun ennemi devant moi. Je suis le seul responsable. Tout est ma faute. Je ne sais pas si je mérite la mort. La question n'est même plus là… Je ne sais pas quoi penser. Je suis entouré d'un nuage opaque. Juste un petit trou devant moi, suffisamment grand pour apercevoir une faible lumière, celle des secondes ou des minutes qui me restent à vivre.

Attendre… Attendre… Mon futur est fait uniquement du présent. Angoissant.

Je ne me souviens pas du moment où j'ai sombré dans le sommeil cette nuit. Je ne sais pas l'instant précis où mon esprit a basculé. La différence entre la mort et l'endormissement, c'est la prise de conscience du réveil.

Une faible consolation que je n'aurai pas. S'endormir et ne jamais se réveiller est sûrement la mort la plus douce. Aucune emprise, aucune conscience de sa fin.

Mais ce que je vais vivre va être terrible. Je me suis repassé le film plusieurs fois.

Un matin, tôt, peut-être en pleine nuit, des gens viendront me prendre dans ma cellule. Ils ne me laisseront pas le temps de me réveiller complètement. Saisi sous les bras… Emporté… Presque soulevé de terre… *Marche ! Allez, marche !* Le couloir de la mort portera alors bien son nom. Faible lumière. Les néons s'éteindront juste derrière moi, les uns après les autres après mon passage. Au bout, une lumière plus vive donnant sur la cour.

Elle sera debout, à me toiser de toute sa hauteur.

On me forcera à m'asseoir sur un tabouret. Les clics symptomatiques d'une tondeuse à main. Tête rasée. La tignasse d'un black peut gripper la machine. La coupe doit être nette… sans bavure… Le col de ma chemise sera découpé. Cou bien dégagé…

Pleuvra-t-il ? Fera-t-il encore nuit ? Verrai-je le soleil se lever ? Quel est le meilleur moment pour mettre fin à une vie ?

Jc l'ai fait. Le moment de la journée m'importait peu. Oui, j'ai tué… Ce sera mon tour, ce jour-là, de connaître l'angoisse du gouffre.

Le bourreau aura-t-il une cagoule sur le visage ? Deux trous pour les yeux. Gants noirs. Tout sera noir, évidemment. D'autres hommes autour de la Louisette. *Soyez digne, monsieur…*

Foutaise. La peur prendra en otage la moindre particule de mon corps. Il faudra me porter pour franchir les derniers mètres. Aurai-je la force de hurler ? Rien à foutre d'être un lâche ! C'est quoi cette connerie d'être courageux face à la faux ? Je vais crever… Putain ! Je vais crever !

Panique. Mains attachées dans le dos. Deux hommes ne seront pas de trop pour me forcer à m'allonger sur le ventre, dans la gouttière face à la lame. Des lanières de cuir me ceintureront. Il faudra que je sois immobile. Pas question de rater la coupe.

Glissement du plateau et claquement du verrou de blocage. Je refuserai la cagoule sur la tête et le bandeau sur les yeux. Je veux voir la moindre étincelle de lumière. Je n'en garderai aucun souvenir mais faites-moi le plaisir de m'accorder cette dernière volonté.

Oui, je vais crier… Oui, je vais avoir peur…

Reste encore quelques secondes. J'entends le curé marmonner quelques mots et le représentant judiciaire annoncer la mise en application de la sentence décidée par le peuple.

La face dirigée vers le sol, je vois le fond du panier, à une vingtaine de centimètres de mon visage. J'écarquille les yeux. Garder une ultime image en mémoire. Lorsque ma tête tombera dans l'osier, verrai-je encore ? Légèrement sur le côté, la dernière image sera-t-elle celle du visage de mon bourreau ramassant ma tête.

L'odeur du lubrifiant censé faciliter le glissement de la lame me sature le nez. Je ne veux pas sentir le sang… Le mien a-t-il une odeur différente de celui de mes victimes ? Elles n'avaient pas toutes le même parfum. Chaque être possède le sien.

Mon sang est acide… corrosif. Il va faire fondre l'acier…

J'entends le mécanisme s'ouvrir. Frottement du couperet. Bruit sec.

Coupe parfaite.

Je sens les larmes couler sur mes joues.

Allongé sur mon matelas, regard figé sur le plafond, je pleure. *Ce n'est qu'un film, Jeff… Tu ne peux pas mourir… Max ne les laissera pas faire… Aie confiance en lui.*

Je me retourne, remonte mes genoux sur ma poitrine.

– Tu ne pourras pas me sauver… Toi aussi, Max, tu es mort.

*

Déverrouillage de la porte de la cellule. Un homme en blouse blanche entre, accompagné d'un gardien.

– Assieds-toi sur ton lit, Jeff. Visite médicale.

Je ne dois pas mourir avant l'heure. Caméra de surveillance pour éviter le suicide et médecin pour vérifier ma forme physique.

– Fallait pas vous déranger, Doc. Mourir en bonne ou mauvaise santé, est-ce important ?

Le médecin ne me répond pas. Il ne semble pas à l'aise. Normal. Son rôle est de soigner les gens, de leur éviter si possible de mourir ou, au pire, de retarder le moment fatidique. Alors pourquoi vient-il me voir ?

C'est le maton qui parle :

– On suit la procédure. Tous les détenus, quel que soit leur statut, doivent passer une visite médicale. Dans ton cas, je dois rester présent.

– Au cas où je voudrais me faire la belle ?

– Un condamné à mort n'a aucune perspective d'avenir. Tous les actes extrêmes sont envisageables, on le sait d'expérience.

– Mouais… Tuer le toubib ou buter un maton ne changerait rien au verdict final. L'affaire est déjà entendue.

– T'as tout compris.

Visite médicale succincte. Prise de la tension. Observation rapide de la gorge… Des babioles… Avant de sortir, le médecin daigne enfin me parler.

– Vous avez le droit à des décontractants et, si vous le souhaitez, à des somnifères. Ça peut aider.

– Je ne vois pas en quoi, je lui réponds.

Il fait le sourd.

– Je peux aussi vous faire passer en priorité en consultation chez un confrère psychologue. Ça peut aider aussi.

– Je ne vois toujours pas pourquoi… Et puis, des psys, j'en ai vu et entendu assez, avant et durant mon procès. Des suppôts de Satan. Qu'ils aillent perdre leur temps ailleurs.

Le médecin se tait et sort sans se retourner. Plus gêné que moi.

Je fais le fier. Je tente de me montrer courageux… Déni de la réalité.

Je me laisse choir sur mon lit.

La visite du doc est-elle prémonitoire ? Devrais-je m'inquiéter de la rapidité des événements ?

La détention provisoire a été expéditive. Le délai pour m'exécuter le sera peut-être aussi. Moins d'un an entre mon arrestation et mon jugement. Quand la justice veut être véloce, elle sait y faire. Temps accéléré des procédures, des investigations, des enquêtes, des contre-enquêtes et de l'énoncé de la sentence. Celle de la justice des hommes. Moi, je suis au-dessus d'elle. Max me l'a toujours dit. Je suis une sorte d'élu.

Condamné à mort pour mes crimes.

Une évidence selon les jurés. Idem pour mon avocat, un commis d'office parce que je n'avais pas l'argent pour en acheter un meilleur. Il n'avait pas envisagé une autre issue. Normal qu'il ait suivi le troupeau comme les autres moutons. Il est du même sérail.

Je ne regrette rien.

Et pourtant, j'avais des tonnes de circonstances atténuantes.

Aucune n'a été retenue… Je crois que personne n'a cru à l'histoire de ma vie.

Je suis une erreur de la nature que la justice humaine va effacer. Je serai bientôt un dossier papier, rangé au fond d'un classeur métallique dans les archives pénitentiaires.

3

Je ne suis pas tout à fait certain du nombre de jours écoulés. Quinze ou seize. J'ai rapidement arrêté de compter. Si je connaissais la date finale, je trouverais un intérêt à aligner les petits bâtons : quatre verticaux et un oblique pour marquer un paquet de cinq jours. Ou bien, je partirais dans l'autre sens. Ôter un trait par journée vécue. *Voilà, il me reste tant de semaines, tant de jours… tant de minutes et de secondes.*

Une angoisse terrible. Un compte à rebours qui me rapprocherait peu à peu de la folie. Connaître la date de sa mort, est-ce une torture insoutenable ou un soulagement ?

Ne pas la connaître tout en sachant qu'elle est proche est peut-être encore pire. Pas de résignation. Juste l'attente.

Le moindre bruit me fait sursauter. Les pas d'un gardien dans le couloir. Les clés dans la serrure. Un glissement… Un roulement… J'imagine le plateau glissé vers la guillotine, le feulement étouffé de la lame métallique dévalant son logement en bois.

Ce matin, j'ai cru que c'était le dernier.

Des gens dehors. Des cris d'autres détenus, ceux qui peuvent voir la cour de leurs fenêtres à barreaux.

Jeff le Black ! C'est ton heure ! Ils astiquent la Louisette ! Putain, elle brille, la salope !

Je ne réponds pas. Je plaque mes mains sur mes oreilles. Je ne veux pas les entendre. Pourquoi est-ce si long ? Je suis un meurtrier, j'ai torturé et anéanti des vies… mais, je n'étais pas moi-même. J'étais ailleurs… Impossible de revenir en arrière.

Mes victimes me hantent. Chaque nuit l'une d'entre elles vient me rendre visite. Elle est là, devant moi, habillée comme le jour où elle est morte, blessure mortelle apparente. Une tache sombre en délimite le contour. Teint livide et corps transparent. Je vois les lèvres bouger. Elle tente de me dire quelque chose. Je ne l'entends pas. Elle me tend les bras, m'invite à l'enlacer. Je ne peux pas. Je ne veux pas partir avec elle.

Je crie. Je la repousse.

Je ferme les yeux. *Plus te voir… Non, plus te voir…*

Alors, je me souviens de paroles de Max : *Ta conscience*, m'a-t-il dit un jour en me pointant son index sur la tempe, *ta conscience, c'est le souvenir des morts. Tu dois les chasser de ton esprit sinon tu mourras toi aussi. Les remords te boufferont l'âme de l'intérieur. Sois fort, mon fils ! Sois fort !*

Je ne regrette rien. Me couper la tête ne changera pas le cours de l'histoire.

Bruit de clé dans la serrure.

Je sursaute. Ce n'est pas l'heure du repas, de la promenade en solitaire ni de la douche. Mon rythme cardiaque s'accélère. Le maton ouvre la porte.

– Une visite pour toi.

Je ne connais personne.

Un homme entre dans ma cellule et me tend la main.

– Père Joseph, aumônier catholique. Puis-je vous parler quelques minutes ?

J'hésite. Je ne lui serre pas la main ni ne réponds.

– Parler avec un curé ne vous engage à rien, monsieur Petitbois.

– Peut-être à perdre mon temps.

– Je sais qu'il est précieux. Très précieux. C'est pour cela que je suis ici. J'aimerais partager avec vous le fardeau de l'attente.

La religion… Que des conneries… Enfin, cette religion-là. La mienne, celle que m'a apprise Max, c'est autre chose… C'était autre chose. Alors, je regarde le curé et me sens d'un coup d'humeur joueuse.

– Savez-vous jouer aux cartes ? Une petite partie de belote ou de poker avec des cure-dents comme monnaie…

Le prêtre sourit.

– Je n'avais pas pensé à une telle proposition, mais pourquoi pas. Je pourrais peut-être entrevoir cette possibilité avec les gardiens.

Il se retourne vers le maton.

– Est-ce possible ?

– Un jeu de cartes, peut-être. Faut voir qui l'achète. Rien n'est gratuit ici. Quant aux cure-dents, c'est non. Trop dangereux… Bon, Jeff, il me faut une réponse : tu veux causer avec le curé ou non ?

– Moi, j'ai rien à dire. Je crois savoir pourquoi vous êtes là, monsieur l'aumônier. Vous avez lu mon dossier ?

– Je ne porte aucun jugement sur les détenus. Je n'ai pas souhaité vous rencontrer pour vous infliger une double peine.

– Vous aimeriez bien savoir pourquoi j'ai tué ces gens… surtout au nom de quoi ? Ou de qui ?

– Je vous le répète. Ce n'est pas mon objectif. Je souhaite simplement vous aider à supporter les heures ou les jours à venir.

– Vous connaissez la date de mon exécution ?

– Non. Je serai averti au tout dernier moment. Je ne sais rien dans ce domaine.

Le gardien s'impatiente.

– Bon, je vois que vous avez déjà commencé à discuter.

Le curé me fixe intensément.

– Je crois qu'il n'y aura aucun souci, gardien. M. Petitbois me semble tout à fait disposé à échanger quelques mots avec moi.

Le gardien montre la caméra du doigt.

– On regarde. Si besoin, on intervient. Pas de connerie, Jeff.

– Si vous le dites.

Le maton sort et ferme la cellule.

– Quand vous en aurez terminé vous faites un signe à la caméra. Je viendrai vous ouvrir.

Je n'ai rien à dire à cet homme. Selon Max, j'étais l'élu, un genre de messie, hors religion, hors temps. J'allais devenir une identité magique, vaporeuse… au-dessus de tout.

Raté. Je le sais maintenant.

Que veut-il me dire ? Il va tenter de me faire croire à un monde meilleur où les gens sont tous bons et heureux de vivre ensemble… Une fable pour les enfants. Malgré mes dix-sept ans, je sais que, dans la vraie vie, ça ne fonctionne pas comme ça. J'ai essayé, j'ai raté et je vais mourir. C'est le prix à payer quand on est du mauvais côté de la barrière.

Allez, le curé,… cause.

– Puis-je t'appeler Jefferson et te tutoyer ?

– Jeff… Ça ira. Et vous, je vous appelle comment ? Curé ? Padre ?

– Père Joseph, si tu veux.

– Non… Je préfère encore « monsieur »… Mouais… Monsieur me semble bien. Comme ça, je mets du respect… Hein ? C'est ce qu'il faut ? Vous respecter…

– D'accord, Jeff.

Durant quelques secondes, pas un mot.

J'attends qu'il commence. Moi, j'ai rien à lui dire. À lui de se lancer en premier. Il le sait. Sa voix est calme et grave.

– Je suis venu te rencontrer afin que tu puisses te recueillir et penser profondément à tes actes.

Une bouffée de chaleur monte brutalement de mon ventre vers ma gorge. Je sens un million d'aiguilles me transpercer le cerveau.

– Vous ne me ferez pas revenir en arrière. Je ne vous raconterai rien. Ce qui est fait est fait.

Me recueillir ! Et puis quoi encore ? Prier son Dieu n'annulera pas la sentence… ne fera pas revenir les victimes du monde des morts.

Le curé doit lire dans mes pensées.

– Le passé est le passé. Plus personne ne peut rien y faire. Je ne suis pas là pour te juger une nouvelle fois…

– Genre justice divine ?

Aucun signe d'agacement sur le visage du prêtre. Maîtrise complète de ses émotions.

– Crois-tu en Dieu, Jeff ? Au Dieu chrétien ou bien en un autre ?

Il m'énerve avec ses questions.

– Aucun de ceux habituellement connus. Suis ni chrétien, ni juif, ni musulman. Suis au-dessus de tous ces trucs.

– Ah ? Tu crois en quoi ? Ou en qui ?

Je ne réponds pas. Pas envie. Pas clair dans ma tête. Max, lui, savait. Il connaissait la vérité sur toutes les croyances. J'avais un destin particulier. Je devais prendre un chemin parallèle, une voie noire. Je devais explorer la part d'ombre en moi pour trouver le chemin vers Dieu, le Dieu de Max… Je n'ai pas eu le temps de le trouver. Pas l'intelligence de comprendre ce que cela voulait dire.

De quel Dieu Max me parlait-il ?

– Peu importe en réalité. Dieu reconnaît tous les hommes comme étant Ses fils.

– Même ceux qui ne veulent pas l'être ?

– Personne n'est obligé de croire en Lui, mais Lui peut croire en la bonté de chacun. Dieu est miséricorde.

– Je comprends rien à ce que vous dites, monsieur. Ce mot… misère… de je ne sais quoi, jamais entendu avant.

Faire l'idiot, c'est déconcertant pour l'interlocuteur. Le curé ne semble pas troublé.

– C'est facile à comprendre, Jeff. La miséricorde est une forme de compassion pour la misère d'autrui. C'est-à-dire que Dieu possède une générosité qui entraîne le pardon, l'indulgence pour un coupable… un vaincu.

– Ton Dieu me pardonne pour mes crimes. Heureux de l'entendre. Cela va-t-il m'éviter la guillotine ?

– La justice des hommes est passée.

– Mouais… Alors ton Dieu, tu peux te le garder. D'abord parce qu'il ne me sauvera pas et puis parce qu'il ne ressuscitera pas mes victimes.

– Dieu libère l'esprit.

– Mourir tranquille, en vrai. Tête haute, l'esprit exempt de tout remords… Ma tête, elle va tomber quand même.

Je me tourne vers la caméra et fais signe au maton.

– Je crois que la visite est terminée, monsieur.

Le curé se lève.

– Je reviendrai te voir, Jeff. Je ne t'abandonnerai pas. Je serai à tes côtés jusqu'au bout.

– Même dans la cour ? À côté de la Louisette ?

– Oui.

Je passe le reste de la journée à penser à cette courte conversation. Il m'embrouille l'esprit avec ce pardon et toutes ces conneries. Si ça ne change rien, ça ne fait pas de mal non plus. Peut-être que je pourrai le revoir quand même. Juste une fois, pour parler.

J'ai des difficultés pour trouver le sommeil ce soir.

Je me dis que je vais demander demain au gardien de le faire revenir.

Demain ! Mais demain, je serai peut-être mort… guillotiné !

Montée brutale d'une émotion incontrôlable.

Je pleure… Je pleure comme un enfant… comme un enfant que j'aimerais être encore.

4

Décembre 1980

À chaque repas, sortie de cellule ou rencontre avec des gardiens, je leur demande s'ils sentent quelque chose. À défaut d'une date précise, ils ont peut-être eu vent d'une information. Juste un élément qui me permettrait de me projeter un peu plus dans le futur… même proche. Mais, chaque fois, ils me répondent non. Aucun des matons que je côtoie n'a approché de près ni de loin un condamné à la peine capitale. Le dernier guillotiné en France remonte à plus de trois ans, paraît-il. Un Tunisien exécuté aux Baumettes, à Marseille, en septembre 1977. Pas ici, alors, les gardiens, ils n'en savent pas plus. Certaines choses ne se disent pas, ne sortent pas de la cour d'exécution.

Un seul gardien ose me donner quelques éléments sur la procédure. On viendra me chercher tôt le matin, vers 4 heures ou 4 h 30.

Je serai encore endormi. Couvertures étalées sur le sol pour étouffer le bruit des pas. On ouvrira rapidement la porte de ma cellule et, avant que je comprenne, les gardiens me sortiront de ma couche, me saisiront sous les bras et m'emmèneront dans le couloir. Voudrai-je rester digne ? Me redresser ? Montrer que je suis un homme… en vie pour quelques minutes encore. Je marcherai. Je ne serai pas traîné comme une bête à l'abattoir.

Au bout de la coursive, une table et une chaise. On m'assiéra de force. Mains menottées, je pourrai quand même fumer une cigarette. J'accepterai aussi un verre d'alcool. Comme pour m'embrumer un peu. Un rhum fort.

Ne pas le boire rapidement. À la dernière gorgée, l'heure sera venue. Le bourreau sera à mes côtés. Je verrai son visage. Il n'aura pas de masque en cuir comme dans les films. Pas de danger que je le reconnaisse dans la rue. J'y retournerai jamais. Un aide l'accompagnera. Ce sera ce jeune type qui me coupera les cheveux dans le cou et découpera ma chemise pour dénuder le haut du dos.

Le curé sera là aussi. Il s'approchera pour me parler. Je n'entendrai rien. Mon esprit sera déjà parti…

La suite… Je ne veux pas y penser.

Je demande au gardien de se taire.

Il tente un sourire. Presque une excuse.

Et je repars pour de longues heures d'attente dans ma cellule, rythmées par les repas et la promenade dans une cour où je marche seul. De l'autre côté du mur, je sens sa présence. Celle qui va me tuer n'a pas bougé.

*

Le père Joseph est un homme têtu et il sait être patient. Lui, il a l'éternité devant lui. La foi lui donne cette capacité. Il aimerait bien me l'inculquer. Il n'y arrivera pas. Ce n'est pas un manque de volonté de ma part. Je sens que ce serait plus facile de croire. Je me laisserais porter par l'espoir d'une vie après la mort, d'une rédemption m'a-t-il dit. Histoire de se racheter. Mais mes victimes ne reviendraient pas à la vie pour autant.

Ce n'est pourtant pas compliqué à comprendre. Ce qui est mort l'est à tout jamais.

C'est ce qui me fait peur.

Parce que c'est ce qui va m'arriver.

– Que signifie Noël pour toi, Jeff ?

Face à moi, le curé a un visage radieux. Le mot *Noël* semble lui mettre de la joie au cœur. Pour moi, un jour triste de plus.

– Bof… Pas grand-chose.

– Pour les chrétiens, c'est un jour important. Celui de la naissance de l'Enfant Jésus…

Son histoire me fait passer le temps. Il me raconte pourquoi Joseph et Marie, les parents du futur Jésus-Christ, ont été obligés de quitter leur ville et, par manque de place dans les auberges de la ville de destination, se sont retrouvés dans une bergerie. Marie y a accouché d'un petit garçon.

Il me fait marrer avec son histoire. Il me prend pour un demeuré ? Une vierge engrossée par un saint esprit… j'ai des difficultés à visualiser la scène. Le curé s'en aperçoit très vite et passe à autre chose.

– Comment se passaient les Noël chez toi ?

– Je n'ai jamais eu un véritable chez moi.

– Veux-tu en parler ?

Je ne lui laisse pas le temps d'entrer dans les détails. Je lui lâche un non cinglant. *Tu ne connaîtras pas mon passé, le curé, je n'ai rien à te dire là-dessus.*

Un long silence s'installe.

Pour une fois, c'est moi qui le romps.

– Elle finit comment l'histoire ? Il devient quoi votre… votre bonhomme… votre messie ?

– Il a été condamné par la justice du pouvoir en place de l'époque.

– Qu'avait-il fait ? Il avait tué des gens ?

– Non. Il a été condamné par des dirigeants qui avaient peur… Peur que cet homme ne prenne leur place, qu'il ne devienne le roi de ce coin du monde et de tous les chrétiens qui viendraient. Une banale affaire de pouvoir.

– Et il s'est laissé faire ?

– En quelque sorte oui. Par sa résurrection, il allait devenir encore plus fort.

– Comment ça ? Tu meurs et tu deviens plus fort ? C'est quoi cette connerie, curé ? Me sortir un truc pareil, à moi… condamné à la peine capitale. Et puis… il est mort comment ?

– Crucifié. Cloué sur une croix.

– Il n'a pas été guillotiné, lui. Plus facile de ressusciter quand on a encore tous les morceaux de son corps attachés les uns aux autres. Imaginez, monsieur, le christ sans tête. Aurait-il pu revenir des morts avec la tête en moins… ou sous le bras ?

Pour la première fois depuis que je suis à Fresnes, j'éclate de rire. Je n'aurais jamais cru qu'un aumônier me ferais rire.

Le curé sourit.

– Oui. Vu sous cet angle, il est heureux qu'il ait été crucifié. Toute autre forme d'exécution aurait pu être problématique.

– Elle est bien faite votre histoire, monsieur. Pour moi, aucune chance de résurrection. Pas de croix mais une guillotine.

Ce n'est pas une partie de ping-pong entre nous et, pourtant, j'ai le sentiment d'avoir marqué un point. Je viens de le mettre en difficulté. Que peut faire sa religion, sa croyance pour moi ? Rien de rien. Je ne peux pas être sauvé.

Le curé le sait.

– On ne parle pas de la même chose, Jeff. La justice des hommes est passée. Elle est irrévocable.

– Alors que vient faire votre Dieu dans ma cellule s'il ne peut pas m'aider ni me sauver ?

– Pas dans cette vie.

– J'en ai qu'une ! Pas d'autre en stock ! Vous le savez bien ! Ne me baratinez pas avec une vie éternelle après la mort… J'y crois pas à vos conneries !

Je m'énerve. Je riais quelques secondes auparavant et puis, brutalement, je replonge dans la réalité.

J'ai envie de pleurer. Je tente de me maîtriser. Pas devant cet homme. Il serait trop content que je lui montre ma faiblesse.

Je lui demande de partir et de ne jamais revenir.

Avant que la cellule ne se referme, il se retourne vers moi.

– Je serai toujours disponible pour toi. Il suffit que tu en fasses la demande aux gardiens et je viendrai. Mais on se reverra encore une fois de toute façon.

J'aurais pu le tuer. Bien sûr que l'on va se revoir. Il me murmurera à l'oreille les dernières paroles que j'entendrai avant le bruit sec du couperet.

J'ai la haine.

Putain ! Pourquoi c'est si long ? Pourquoi ça n'en finit pas ?

Noël arrive. Je n'ai jamais aimé cette période de l'année. Une fête de famille avec échanges de cadeaux. Foutaise. Des trucs de riches… riches par l'argent… riches par les liens familiaux.

Moi, je n'ai ni argent ni famille.

Max avait horreur de cette journée. Il me disait que c'était surfait. Imposer une date pour honorer ou fêter quelque chose était un manque flagrant de liberté. Des moutons… Lui, il voulait choisir son moment selon des critères bien à lui.

Il m'avait expliqué aussi que le passage d'une année à une autre était purement arbitraire. Rien de scientifique à décréter qu'une nouvelle année commence le premier jour de janvier à zéro heure.

Je suis allongé sur mon lit, les mains derrière la tête. Les yeux ouverts, je fixe un point imaginaire au plafond. Le choix des dates est peut-être arbitraire mais elles sont communes à tous. Je sais quand le monde bascule dans la nouvelle année… L'année 1981. Des sirènes, des bruits sourds de pétards à l'extérieur… Même dans la prison, les détenus la fêtent à leur manière… Des cris, des sifflets…

Il y en a aussi pour moi.

La Louisette attaque une nouvelle année, Jefferson Petitbois. Une année particulièrement bien affûtée… Rien que pour toi… La Louisette est amoureuse, Jeff… Une amante mortelle…

5

Février 1981

Janvier vient de passer. Je suis toujours vivant… et toujours dans l'attente de ne plus l'être.

Je barre une nouvelle date sur le calendrier qu'un maton m'a offert. Je ne sais pas si son geste est la marque d'une perversion extrême ou bien s'il n'a pas fait attention à sa signification. Accroché au mur, l'année 1981 complète. 12 mois, 365 jours et un paquet d'heures et des dizaines de millions de secondes.

Je regarde le carton collé au-dessus de la table. Je ne verrai pas la fin de tous ces jours mais je ne sais pas lequel sera le dernier. Je ferme les yeux et, au hasard, je pointe une date. Le 12 avril. Pourquoi pas. Je recommence… un peu plus sur la droite et tombe sur le 6 octobre. Vers la gauche, mon doigt marque le 23 février…

Aujourd'hui, on est le 3 février 1981.

Quatre mois à regarder par la fenêtre, à imaginer la lame qui doit me tuer. Suivant la position du soleil, selon qu'il pleut ou non, elle brille différemment. Mais elle est là pour moi. Tous les jours, je l'entends descendre. Mon imagination. Glissement du hachoir dans son guide graissé. Le bruit sec du couperet cisaillant mes vertèbres. Ma tête tombe dans le panier en osier.

Mais je suis immortel.

Au-dessus de tout, je regarde la scène… Puis mes yeux se brouillent et la nuit absorbe mes dernières pensées.

Tous les jours les mêmes images.

Même violentes, elles sont le signe du présent.

Je ne suis pas encore mort.

– Hé ! Jeff le Black. Une visite pour toi, me crie le maton.

– Je ne veux plus le voir. Je lui ai dit d'aller se faire voir ailleurs. Plus de curé ni les bondieuseries qui vont avec.

– Tourne-toi. Les mains sur tes reins, paumes ouvertes pour te passer les menottes.

Je fais non de la tête. La visite ne se fait pas dans ma cellule… Mais est-ce réellement une visite ? Ne pas se laisser faire. Peut-être une astuce pour que je ne panique pas.

– Fais pas l'idiot, Jeff. C'est pas l'heure. Le jour s'est levé. Je t'ai déjà dit qu'on viendra te prendre durant ton sommeil. Aujourd'hui, c'est juste un avocat. Le tien… je crois. Un truc à te dire.

J'hésite. Pourquoi le croire ? C'est peut-être un mensonge.

Putain ! Trop jeune pour mourir !

– Si tu m'obliges à rentrer avec des collègues, je t'assure qu'après t'avoir mis les bracelets de force, t'auras droit à une fouille au corps, en bonne et due forme… La totale, si tu vois ce que je veux dire. J'ai ce qu'il faut à la ceinture.

Il me montre une longue clé métallique. Croisillon à une extrémité et empreinte carrée à l'autre. Elle sert à déverrouiller l'accès aux lances à incendie.

Je cède.

J'arrive à peine à respirer. Je suis poussé dehors. La faiseuse de veuves, la Louisette est toujours là, à me narguer. *Saloperie !* Avec malice, les gardiens me font ralentir le pas lorsque j'arrive à sa hauteur... On la dépasse. Je suis presque soulagé... Rien n'empêche les matons de faire un rapide demi-tour, de me plaquer sur la planche en bois, de me bloquer la tête et d'ôter le loquet, simple morceau de bois maintenant la lame, attache fragile me reliant à la vie... à la mort.

Non... On passe... On entre dans un autre bâtiment. Couloir. Des portes s'ouvrent puis se referment sur d'autres couloirs. Je suis perdu. Je ne me souviens pas d'être venu ici, de m'être autant éloigné de ma cellule. Le couloir de la mort disparaît... pour quelques minutes.

Le parloir.

Un avocat... Le même... Celui qui fut incapable de me défendre est là. Je me souviens de lui. Un incompétent, ce type.

Sourire forcé. Moi, je reste stoïque.

Je m'assieds face au corbeau engoncé dans son trois-pièces sombre. Cravate noire sur chemise blanche. Tout ce que j'aime ! Bouille ronde, lunettes rondes à la Lennon. Il semble avoir grossi aussi et perdu quelques cheveux. Le peu qui lui reste est sagement rabattu et collé sur son crâne. Raie sur le côté. À vomir, ce mec.

Le gardien me retire les menottes. Je tends les mains devant moi. Il me repasse les bracelets et les fixe par leur milieu à l'anneau ancré au centre de la table.

L'avocat pose ses mains sur les miennes. J'aime pas. Elles sont moites. Il sourit encore mais sans enthousiasme. Il va me dire quelque chose que je dois prendre comme une bonne nouvelle et qui n'en sera pas une. Je le sens comme ça.

– Monsieur Petitbois… Jefferson… J'ai une bonne nouvelle à vous annoncer.

Son front paraît humide. Il transpire.

Je ne réponds pas. Je le laisse se dépatouiller dans sa soupe de stress.

Il se contrôle, respire profondément.

– Comme les institutions me l'autorisent, j'ai fait une demande de grâce présidentielle. Je viens de la déposer. Le moment est propice. L'élection présidentielle a lieu dans trois mois. Le président Valéry Giscard d'Estaing peut faire un geste. Il y a débat actuellement sur la peine capitale dans notre pays. Il y a ceux qui sont pour et ceux qui sont contre. Une élection aussi proche est peut-être une bonne chose pour nous.

– Nous ?

– Oui, nous. Sans moi, sans un avocat, vous n'auriez jamais pu déposer cette demande. La victoire sera notre victoire.

– Et la défaite, la mienne… Uniquement la mienne. Vous, vous aurez toujours la tête sur les épaules.

– Une évidence. Ne soyez pas si pessimiste. Au contraire, soyez positif ! Je n'ai pas encore la réponse mais j'ai bon espoir qu'elle aboutisse favorablement.

– Ce qui veut dire ?

– Si elle est acceptée, vous… vous vivrez.

– C'est ça la bonne nouvelle ?

L'avocat se redresse et me lâche les mains. Son regard trahit son incompréhension.

– Vous m'entendez, monsieur… Jefferson. Vous ne serez pas guillotiné !

– Je serai libéré ?

Il écarquille les yeux.

– Non… Voyons… La peine capitale se transformera en réclusion criminelle à perpétuité…

Je murmure le dernier mot : *perpétuité*.

– J'ai bientôt dix-huit ans. C'est long la perpétuité à mon âge, non ?

Il repose ses mains sur les miennes.

– Oui, Jefferson… Très long… Mais il y aura toujours des possibilités de sortie.

– Après des dizaines d'années…

Son regard suffit. J'ai compris. Soit je meurs maintenant, la tête tranchée, soit je reste enfermé jusqu'à ce que je termine naturellement ma vie… ou que je mette fin à mes jours… Est-ce mieux ? J'en sais rien… J'en sais foutre rien et ne veux pas le savoir. Je me sens perdu.

– Il faut garder espoir, Jefferson. Je vous tiens au courant de l'évolution du dossier.

Il sort un mouchoir et s'éponge le front. J'ai le sentiment qu'il vient de finir une corvée. Il se lève et me laisse seul dans le minuscule parloir, avec ma détresse. Mon avocat qui n'avait pas donné signe de vie depuis des mois me balance ça sans précaution. Qui suis-je à ses yeux pour recevoir une baffe pareille. Lui, il est libre de ses mouvements, vivant et le restera encore des lustres, en liberté. Il peut parler avec des gens tout aussi libres que lui. Il peut aller acheter son pain tous les matins, boire une bière avec des potes dans un troquet, rentrer chez lui… bourré s'il le veut. Il a peut-être une femme et des gosses.

Pauvres gosses. Un père pareil…

Une vision brutale de sang me traverse l'esprit. Une image éphémère me ramène à ce que je suis. J'ai tué des pères mais aussi leurs enfants… Non, pas plusieurs. Un seul… Une jeune fille, je crois… Je ne sais plus…

Jefferson Petitbois, tu mérites de mourir pour tes crimes. C'est ce que la justice des hommes a énoncé. Un brin d'humanité va peut-être t'éviter la mort mais te laissera face à de longues années sans aucun avenir. Enfermé à vie ou mourir bientôt ? Que préfères-tu, Jefferson Petitbois ?

Le gardien qui me ramène vers ma cellule a tout entendu. Il semble perplexe.

– Ça ne me regarde pas mais…

– Si ça ne vous regarde pas, alors ne dites rien. J'imagine qu'un détenu de moins, c'est du travail en moins pour vous.

– Si tu le dis, Jeff le Black.

On n'échange plus aucun mot jusqu'à mon retour dans la cellule. Je m'allonge et me cache les yeux sous la couverture.

Je ne sais pas si je dois pleurer ou me réjouir de cette nouvelle. Et si je ne meurs pas… et si je reste en vie… mais enfermé… pour le reste de mes jours.

Max me l'avait dit : je suis immortel.

Immortel mais immobile…

Je me redresse et regarde mon calendrier mural. Tant que le président ne donne pas sa réponse, la guillotine attendra. Pendant quelques jours, je ne penserai pas à elle.

Pour la première fois depuis que je suis à Fresnes, je me sens soulagé.

Court moment de répit.

6

Pas de télévision parce que pas d'argent. Pas d'accès à la presse. Je suis sans nouvelles. Je regarde le calendrier sur lequel je barre les jours.

Je ne sais pas comment font les autres détenus mais ils en savent toujours plus que moi. Des voix s'élèvent du fond des cellules me donnant des informations de l'extérieur.

C'est par des cris de taulards que j'apprends que le président Giscard d'Estaing rendra prochainement sa décision sur la demande de grâce de mon avocat. Ce foutu incompétent n'a même pas daigné me l'annoncer. Pas bon signe.

C'est par courrier que je découvre mon avenir.

Aujourd'hui, 24 février 1981, je barre la date de la veille. En même temps que le petit déjeuner, le gardien me donne une lettre. Elle a été lue. Je le vois dans le regard du maton. Il sait ce qu'elle contient.

– Elle est d'hier. Fallait le temps qu'elle t'arrive.

Je ne sais pas pourquoi il attend. Veut-il voir la tête que je vais faire quand j'aurai vu son contenu ? Je n'ose pas avouer que la lecture est difficile pour moi. Presque impossible. En réalité, je sais à peine lire. J'ai su mais j'ai dû oublier. Toutes les connaissances que j'ai emmagasinées viennent de mes longues conversations avec Max. Assis autour d'un feu… ou bien entourés d'une multitude de bougies. Transmission orale. J'ai été un excellent élève.

Je repère les choses simples comme les mois et les jours de l'année mais j'ai perdu le reste. Je tremble en ouvrant l'enveloppe.

Ce gardien est un brave type. Il remarque ma gêne. A-t-il deviné que je ne sais plus lire ou a-t-il vu les larmes qui envahissent mes yeux ?

– Donne, Jeff. Je vais la lire.

Il ouvre l'enveloppe et en sort une belle feuille blanche. Quelques lignes.

– Monsieur le président Valéry Giscard d'Estaing ne souhaite pas se prononcer pour ou contre l'abolition de la peine de mort deux mois avant l'élection présidentielle. Il repousse après l'élection sa réponse quant à la demande de grâce déposée par Me Alain de Courseul, avocat de M. Jefferson Petitbois…

Je reste sans voix. Je ne comprends pas vraiment.

– Il ne dit ni oui ni non. Au prochain président de prendre la décision.

– C'est quand ?

– Premier tour le 26 avril. Le second le 10 mai… T'es tranquille jusque-là.

Je jette un œil rapide sur mon calendrier. Au moins deux mois à vivre. Un nouveau sursis.

– Ton espoir, Jeff, c'est Mitterrand. Le leader de la gauche. Il se dit qu'il serait en faveur de l'abolition de la peine de mort. Mais faut pas t'emballer non plus. Les candidats disent beaucoup de trucs pour être élus et, ensuite ils ne font pas la moitié de ce qu'ils ont promis. Des discours pour rien, des fois.

Je veux garder espoir.

– Il a une chance d'être élu ? je demande.

Il lève les épaules en signe d'impuissance.

La porte de la cellule se referme. Je reste debout au milieu des neuf mètres carrés, la feuille dans la main. Des émotions contradictoires me traversent l'esprit. Toujours vivant. Je le serai encore jusqu'au 10 mai. Mais toujours dans l'attente d'une décision finale.

Je suis isolé ici. Des choses se font, se discutent, se créent dehors sans que je le sache. Certaines me concernent directement. Moi, je suis exclu de tout ça.

Je m'allonge de nouveau sur mon lit. Le plafond est toujours le même. Je connais les moindres imperfections de la peinture. Des choses ont changé depuis mon arrivée ici, le 28 octobre. Trois mois et vingt-six jours exactement. J'arrive à faire des additions et des soustractions simples. J'ai le temps de prendre mon temps.

Je vais devenir fou à attendre.

Je ferme les yeux et me concentre sur ma respiration.

Max, lui, savait me dire les choses. On avait de longues discussions sur les gens et tout ce qui fait tourner le monde. J'aimerais qu'il soit là avec moi. Il viendrait s'asseoir à mes côtés. Grand sourire. Max souriait presque toujours. Même quand il était en colère. Quand il ne souriait plus, ça craignait pour le gars d'en face.

J'imagine ses paroles : *Faut patienter, fils. Cette situation a une fin. C'est long, surtout quand tu n'as rien à faire…*

Non ! Ce n'est pas ces mots-là qu'il prononcerait. Il me dirait de me battre, de faire valdinguer tout ce qui m'entoure, de me révolter. Je chope le prochain maton qui entre, lui tape la tête contre les barreaux et le tabasse jusqu'à ce que sa cervelle s'étale sur le sol.

Je sens mon rythme cardiaque augmenter. La colère monte… puis elle retombe, aussi vite.

Max me caresse les cheveux. *Patiente, fils… Patiente.*

La tristesse me saisit une nouvelle fois.

*

Le 27 avril, lors de ma promenade en solitaire, des cris sortent des fenêtres des cellules.

– Le duel du second tour, Jeff ! Giscard, Mitterrand ! Cinquante, cinquante. Une chance sur deux que Louisette embrasse une nouvelle âme. Une chance sur deux qu'elle se retrouve définitivement au chômage… Ou bien ce sera après un dernier travail. À suivre, mec !

Je me mets à courir en rond. De plus en plus vite. Des tours et des tours encore… À bout de souffle, je m'étale par terre. Les poumons me brûlent. Ce mal me fait du bien. Il me dit que je suis toujours vivant. Encore quinze jours d'attente.

*

– Ce que je vais faire n'est pas autorisé, Jeff. Alors, tu fais profil bas. Pas de lézard.

– OK. Promis.

Le maton a installé une petite table au bout du couloir de la mort. Il a posé une télévision portable. Un second gardien me sort de ma cellule et vérifie mes menottes.

– À la première initiative malheureuse, je t'assure que tu vas morfler.

Je hoche la tête.

10 mai 1981.

Bientôt 20 heures.

La télé est allumée mais l'image n'est pas nette et il n'y a pas de son. Le maton remue l'antenne dans tous les sens. Puis l'image se fige *in extremis*. Un journaliste prend la parole :

– Le nouveau président de la République française est…

L'image disparaît pour laisser place à un plan fixe blanc. Des lignes se forment peu à peu en partant du haut de l'écran, montrant le haut du crâne. Les deux finalistes étant dégarnis, l'identité du nouveau président de la République met du temps à apparaître. Puis, en filigrane, le visage de François Mitterrand.

L'un des gardiens me regarde et lève le pouce.

– Pas gagné encore mais c'est une première victoire. T'as jamais été aussi près de sauver ta tête, Jeff le Black.

Mes yeux se voilent. Je manque de tomber dans les vapes. Jamais été aussi près mais pas encore sauvé.

Je retourne dans ma cellule et échafaude des plans.

Je tente d'imaginer la suite de ma vie si elle continue. Je devrais être heureux et pourtant je bute toujours sur la même conclusion : vivre enfermé pour le restant de mes jours, des dizaines et des dizaines d'années ou arrêter maintenant ce calvaire. L'attente est douloureuse, angoissante. La décision finale sera-t-elle libératrice ?

*

Hurlements dans les travées de Fresnes.

Je n'ose pas comprendre. Les autres détenus sont encore au courant avant moi. Un gardien ouvre la porte de ma cellule. C'est le type sympa qui m'annonce la nouvelle.

– Le président a été officiellement investi le 21 mai. Tôt en ce matin du 25, il t'accorde la grâce présidentielle.

Je viens de comprendre que moi, Jefferson Petitbois, je vois ma peine de mort commuée en une condamnation à la réclusion criminelle à perpétuité.

Je dois quitter Fresnes. Je laisse le calendrier au mur. Il ne m'est d'aucune utilité maintenant. Une année affichée n'est plus suffisante. Je dois trouver un calendrier perpétuel. Je pars pour des décennies.

Je traverse une dernière fois la cour. Cris des autres détenus. *Dis adieu à Louisette ! La faiseuse de veuves est morte à son tour !*

Les gardiens ralentissent le pas en passant près de la guillotine. Je la regarde une dernière fois. Sa lame se rouille. *Elle peut crever.*

Je monte dans un fourgon de la pénitentiaire. Transfert vers un autre lieu de détention… pour l'éternité.

Mon avocat n'est même pas venu. À croire qu'il est déçu de la décision du président fraîchement élu.

Un nouveau gardien monte avec moi. Il verrouille mes bracelets à une chaîne fixée au sol du véhicule.

– Tu viens de l'échapper belle, Jeff le Black. Ce qui t'attend sera-t-il mieux ? Tu verras.

Tout le monde semble déçu par ma grâce.

Je devrais peut-être l'être aussi.

Seul Max se réjouit de la nouvelle : *Tu les as bien baisés, mon fils !*

Une pensée me traverse l'esprit : ma conscience, c'est la présence des morts. Ils seront toujours avec moi et ne me quitteront jamais. Eux n'ont pas été épargnés.

7

Dix ans plus tard

L'odeur a changé. Le vent a tourné. À force, je reconnais ces choses-là. La pluie arrivera dans peu de temps. Pas avec la marée. C'est un véritable changement de temps. La température va devenir plus fraîche et, avec elle, les perturbations océaniques vont défiler au-dessus de nos têtes.

Tant pis pour les balades au sec. Pas le choix, je sortirai quand même. Je ne dois pas refuser mon heure quotidienne de promenade. Vingt-trois heures enfermé entre quatre murs. Dix mètres carrés au sol… À peu près.

La période de l'année où l'on sent les jours raccourcir n'est pas bonne pour le moral. Mais la tendance s'inversera dans quelques mois. Alternance immuable. Ça ira donc mieux. Faut juste être patient.

Pas besoin de montre. L'éclairage de ma cellule suffit pour me donner l'heure. Variation de l'ampoule. Jamais éteinte. La luminosité change en fonction de l'heure. Faible la nuit, durant ma phase de sommeil. Plus lumineuse lors de mon temps d'éveil.

Le petit déjeuner va arriver.

Je me redresse sur mon lit. Un sommier métallique incorporé dans un socle de béton fixé au sol… comme tout le reste ici. Lavabo et toilettes scellés dans la cloison. Table en béton incluse dans le mur. Tabouret aux pieds métalliques boulonnés dans la dalle.

Mon matelas est en matière ignifugée. Mon pyjama est en papier et mes draps indéchirables. Tout est fait ici pour limiter au minimum le risque de suicide.

Aucune envie. Je suis un miraculé, le dernier homme à avoir profité d'une grâce présidentielle avant l'abolition de la peine capitale par le vote d'une loi.

Faut-il en être fier ? Je ne sais pas quoi en penser. Je suis immortel. C'est ce que m'avait expliqué Max.

Max, mon ami… Mon mentor… Mon père…

Je ne devrais pas subir un régime si drastique après dix ans de détention mais j'ai fait le con quelques mois après ma grâce présidentielle et je le paie encore.

L'œilleton de la porte se relève. Un rai de lumière entre dans ma cellule. D'habitude, le plateau du petit déjeuner est poussé sur le sol par une trappe. Entre la grille métallique et la porte de ma cellule, une distance d'un mètre. Même collé aux barreaux, bras tendu, je ne peux pas l'atteindre. Une sécurité supplémentaire. Idem pour l'unique fenêtre. Juste la distance nécessaire pour l'entrebâiller. Impossible de l'ouvrir complètement, de mettre son visage au vent, de se pencher à l'extérieur.

Aujourd'hui, ça semble différent. Grincement des gonds. La voix du gardien.

– Approche, Jeff.

J'obéis.

– Les paumes vers le plafond.

Les menottes se referment sur mes poignets.

– Va t'asseoir sur ton lit.

J'obéis. Pas le choix si je veux un peu de compagnie.

Le gardien laisse la porte volontairement ouverte puis déverrouille la grille. Il la referme derrière lui après avoir posé le plateau sur la table.

Il fixe une courte chaîne au milieu des bracelets pour la relier à un anneau au mur.

Moi, je suis entravé. Lui, il est en complète sécurité.

– Tu sais, chef, avec le temps, y a plus besoin de ce tralala.

– T'as la mémoire courte. Tout le monde sait ce qui est arrivé à l'agent-chef Durance…

– Il y a longtemps.

– On n'a pas oublié ce que tu lui as fait.

Je baisse les yeux.

– T'étais trop jeune, chef. T'étais pas encore gardien. Tu peux pas t'en souvenir.

– Rien à voir avec l'âge. J'ai étudié ton cas à l'école de la pénitentiaire. Tes crimes, ta condamnation à la peine capitale puis ta grâce présidentielle. J'ai vu les photos, les vidéos de tes interrogatoires. Je te connais un peu…

– Tu sais donc, chef, que je ne te ferai aucun mal. T'as l'air d'être un gars respectueux. Lui, c'était autre chose. Il a eu ce qu'il méritait. Depuis, je me suis calmé. J'ai changé. Je me suis adouci… J'ai accepté ma vie.

Il me tend le plateau.

– Le café va refroidir. Déjà qu'il est pas très bon chaud, alors froid…

Un espace juste suffisant pour que je puisse attraper le rebord. Toujours une distance de sécurité minimale. Même si j'avais eu de mauvaises intentions, je n'aurais rien pu faire. Je ne sais pas combien de temps je serai considéré comme dangereux. J'ai échappé à la peine de mort mais j'ai pris perpétuité. Une vraie. Par définition, sans date de sortie.

Jean Dumont, c'est le nom du gardien, s'assied sur le tabouret. Ça fait pas très longtemps qu'il est ici. Moins d'un an. Il débute dans le métier.

– J'ai un peu de temps aujourd'hui. Je suis venu causer un petit moment.

– Le maton… le Chef Durance… C'était un pervers. Il n'arrêtait pas de me chercher. Des provocations de tous les instants…

– Je ne suis pas là pour parler de lui. J'ai pas beaucoup de temps. Quelques minutes de pause.

– Fallait pas, chef. C'est sympa mais la solitude est ma compagne. Je ne te demande rien.

– Je sais… Mais aujourd'hui est un jour un peu particulier. Sais-tu quelque jour nous sommes ?

La bouche pleine, je lève les paupières en signe d'interrogation.

– Le 18 septembre 1991. Cela ne te rappelle rien ?

Je réfléchis quelques secondes.

– Heu… non. Je devrais, chef ?

– D'une certaine façon, oui. Je te laisse prendre ton petit-dej. Je vais chercher quelque chose pour toi. Je reviens dans cinq minutes. D'ici là, trouve la réponse.

Le pain est dur et le beurre limite rance. La confiture n'est pas très bonne non plus. Je ne vais pas faire mon difficile. J'ai pas l'argent qu'il faut pour m'offrir du mieux. Impossible de se faire un minimum d'argent ici. Pas autorisé en cellule d'isolement.

Jean Dumont revient rapidement. Ouverture et fermeture de la porte, puis de la grille. Il porte un sac en toile à la main.

Du revers de la main, il montre l'étagère murale en béton du mur.

– T'as rien ici. Pas de télé parce que tu n'en as pas les moyens. Pas de livres non plus. Tu y as droit pourtant. Tu pourrais m'en faire la demande. Y a plusieurs centaines d'ouvrages à bibliothèque de la prison.

Je ne réponds pas.

Il se rassied.

– Jeff, regarde-moi.

Je lève les yeux vers lui.

– Tu sais lire au moins ?

– Oui… Oui… Je sais… Enfin, j'ai su.

– Je suis désolé, Jeff. Je ne m'étais pas posé la question. Pas grave. Si tu as su, tu sauras encore. C'est comme le vélo. Ça ne s'oublie pas.

Il voit tout de suite qu'il a dit une bêtise. Du vélo dans une cellule d'isolement de dix mètres carrés et une cour de promenade à peine trois fois plus grande, pas facile.

Il ouvre le sac et en sort un paquet de revues. Il en jette une sur le lit.

– Tiens. Regarde celle-là. Que lis-tu en haut ?

Je la prends.

Des années que je n'ai pas lu autre chose que les consignes obligatoires collées partout dans les couloirs et les jours sur le calendrier fixé au mur de mon ancienne cellule de Fresnes. Depuis dix ans que je suis ici, même plus besoin de savoir lire… parce qu'il n'y a rien à lire.

Je connais les lettres et certains mots. Je reconnais l'année écrit en gros.

– 1981.

– Et ensuite ?

C'est difficile. Un effort que je ne me croyais pas capable de faire un jour.

Je souris.

– Tu crois que c'est utile, chef ? Pas la peine de me ridiculiser.

– Pourquoi je ferais ça ? Y a que nous deux. Tu es un gars intelligent. On s'en rend compte rapidement. Alors, force-toi ! T'as pas pu perdre à ce point. Rappelle-toi les sons que forment les lettres.

– Lesss… faitee…

– Non… « Les faits… » Vas-y, continue.

– OK… Les faits… mar… cu… an… de l'an… né

– Les faits marquants de l'année…

Je prends le magazine.

– Les faits marquants de l'année 1981.

– OK. C'est ça, Jeff. C'est le journal de l'année 1981. Mois par mois, tout ce qui a été important durant cette année-là.

Jean Dumont se lève et je lui tends le plateau.

– Je te pose les autres revues sur la tablette. Tu as, là, les dix dernières années, celles de tes dix premières années de perpète. Tu ne peux pas rester sans ignorer ce qui s'est passé dans le monde, Jeff.

– Pour quoi faire, puisque je ne sortirai jamais ?

– Qu'est-ce que tu en sais ? Sans espoir, un détenu devient rapidement un animal dangereux. Faut te garder une porte de sortie. En attendant, feuillette les revues, réapprends à lire. Je pourrai t'aider de temps en temps. Regarde les photos, remémore-toi tes années de liberté… Tu en auras d'autres. Il faut t'en persuader.

Je suis secoué par ce que je viens d'entendre. À part Max, personne ne s'est intéressé à moi, jamais… ni ne m'a voulu du bien. Je dois rester méfiant. Je sens dans ma poitrine un truc bizarre. D'un coup, la cellule me semble étouffante.

– Tu as quel âge, Jeff ?

Regard dans le vide.

– Tu dois bien te souvenir de ta date de naissance ?

– Elle est inscrite sur ma fiche.

– Oui, mais c'est pas ça que je veux entendre. Je veux que tu me dises ta date de naissance. Tu dois te souvenir.

– 1963… juillet… le 15, je crois.

Jean Dumont semble satisfait.

Procédure de retrait de la chaîne et des menottes. La porte de ma cellule se ferme.

Le vide.

La pluie cingle brutalement la fenêtre. J'agrippe les barreaux. Juste l'espace pour poser le bout de mes doigts contre la vitre. Je sens la différence de température. Le vent se lève. La tempête n'est pas loin. J'entrouvre la fenêtre. Quelques gouttes me parviennent sur le visage. L'air est iodé. La mer est à quelques mètres. Je ne vois qu'une infime partie du ciel. Il est noir. J'entends les paquets de mer se fracasser sur les rochers.

Des sons et des odeurs du dehors. L'océan est là, à portée de main. Un espace infini de liberté.

Un supplice supplémentaire pour un homme qui en est privé… à vie. Perversité des concepteurs de cette prison : construire un lieu de détention au bord de l'Atlantique, plein ouest.

Dans l'attente de l'exécution capitale, j'étais angoissé, révolté. J'avais peur de la seconde suivante.

Maintenant, j'ai le sentiment d'être un homme oublié, abandonné. Longues sont les secondes qui s'enchaînent sans fin.

8

Le jogging était trop grand pour moi. Au moins de deux tailles. Trouvé chez Emmaüs ou volé sur l'étal d'un marché. Pas vraiment de souvenir. Les chaussures n'étaient pas faites pour moi non plus. Semelles béantes. Pas de chaussettes.

Je ne sais pas comment je me suis retrouvé sur cette plage. Un trou. Peu importe la raison. Les images résiduelles étaient celles d'une mer froide et méchante. Elle semblait me parler. *Tire-toi de là, mec ! T'as rien à faire là !* Bruit assourdissant des vagues s'écrasant sur les roches marron. Des algues sales, des filaments gluants, ou des trucs du genre, recouvraient les rochers. Le ressac tentait de les arracher, voulait les engloutir. Avec l'énergie du désespoir, elles tenaient bon.

Moi, j'étais là pour autre chose.

Je ne sais plus le nom de la ville ni de la plage. Je me souviens des falaises de craie derrière moi, des galets sous mes pieds et des rochers de chaque côté. Plage minuscule. Juste une entaille dans un escarpement de terre et de pierre.

Attirance pour l'immensité verdâtre pigmentée de crêtes blanches. Elle aurait dû me repousser. Je suis aspiré. Les vagues me frappent les cuisses. Me déstabilisent. Mes pieds roulent sous les galets. Je tombe une première fois et suis brièvement immergé. Goût désagréable dans la bouche. Réflexe. Je sors la tête de l'eau et reprends ma respiration.

J'ai froid.

Je resserre la lanière de mon pantalon de sport. Je bourre les poches de galets et en mets un maximum dans celles de ma veste. Le poids devrait m'emmener au fond.

Je respire profondément. Une façon de garder une dernière fois une trace de vie dans mes poumons.

J'avance dans l'eau. Une première vague m'attire puis une seconde me repousse. Je me retrouve allongé sur la plage, tête hors de l'eau.

J'y retourne. Ce sera la bonne. Cette fois, je ne céderai pas. La vague m'entraîne plus loin. Le poids de mes vêtements alourdis fait le reste.

Je ferme les yeux.

Je suis ballotté, roulé sur le fond peu profond de l'océan. Toujours de l'eau au-dessus de moi. J'ouvre les yeux. Rien à voir. L'eau salée me pique.

Un rouleau, puis un autre. Je sens que le large m'emmène.

Je dis adieu à la vie.

*

Je me redresse sur mon lit en béton. Ni cauchemar ni rêve. Juste un retour de quelques années en arrière. J'avais treize ans. Peut-être quatorze. Trop jeune pour un suicide, diront certains. Pas le choix, en réalité. Lorsque l'espoir a disparu, que reste-t-il ? Mourir n'était pas vraiment un choix. Je cherchais à ne plus souffrir. Je voulais m'ôter les douleurs de la faim, de la solitude, du manque…

Du manque de tout.

Lorsque j'étais dans le couloir de la mort, aucun souvenir ne remontait en moi. À défaut de les avoir effacés, je les avais rangés dans un coin de ma mémoire, enfermés à double tour. Focalisé sur ma mort prochaine. Obnubilé pas la guillotine. En réalité, je n'avais pas le temps de penser au passé. J'avais peur de mourir. L'attente devait être courte quelle que soit sa durée.

Maintenant, le temps s'écoule différemment. Une seconde vaut toujours une seconde et il en faut toujours soixante pour faire une minute mais la date de fin, de ma fin, est lointaine… très lointaine. Déjà dix ans ici. Une décennie. La première d'une longue série.

Alors, j'ai le temps de penser à mon passé, si court soit-il.

L'intensité de l'ampoule du plafond augmente. L'heure du petit déjeuner. Cette fois, le plateau est glissé sur le sol. Trappe ouverte. Aujourd'hui, Jean n'est pas de service. Je le sais… Je le sens. Lui, c'est Martin… Peut-être son nom ou bien son prénom. Il se fait appeler comme ça et veut que je lui donne du « chef ».

– Quand tu t'adresses à moi, Jeff le Négro, tu me dis « Chef Martin » ! Compris ?

Alors, je réponds :

– Oui, Chef Martin.

Parce que je suis ici pour l'éternité. Lui, il ne fera que passer. C'est pas son premier poste. Il était auparavant dans un autre centre pénitentiaire. Un truc dur, paraît-il. Il a laissé des traces de son passage. Plus âgé que Jean, il est peut-être là, dans cette prison, pour des années, à faire chier des gars comme moi. Des Noirs. Des criminels.

Pourquoi me hait-il à ce point ? Parce que je suis noir ? Un meurtrier sans foi ni loi ? Ou bien le seul rescapé de Louisette ?

Tout ça en même temps, peut-être.

Le plateau glisse sur le sol. Geste brutal. Le café à moitié renversé. De toute façon, avec lui, le Chef Martin, le café est toujours froid.

– Tiens, Jeff le Négro, ta bouffe du matin. Sois heureux que la société dépense les sous du contribuable pour te maintenir en vie.

J'entends la même phrase tous les matins quand le Chef Martin officie.

Enfoiré.

Pour moins que ça, j'ai défiguré le Chef Durance et l'ai rendu inapte au travail… pour n'importe quel travail. Handicapé à vie. J'ai payé cher ma colère et ma fierté. Je ne me ferai pas avoir une seconde fois. Tu peux toujours me traiter de négro, tu ne me feras pas sortir de mes gonds…

*

Ce n'est pas le ressac qui me sort de la mer. C'est une autre puissance. Quelque chose de plus fort me tire en arrière. Sorti sans ménagement.

Allongé sur le côté, je recrache l'eau salée qui m'étouffait. Je sens la colère. Pourquoi être encore vivant ? Pourquoi ne pas me laisser partir.

Je me retourne sur le dos et ouvre les yeux. Au-dessus de moi un visage noir. Une tignasse crépue, envahissante. Une rangée de dents blanches et un immense sourire.

– Bah, mec ! C'est pas ton jour. J'suis ta chance.

– Fallait me laisser.

– Figure-toi que j'y ai pensé. Pourquoi je me mêlerais de ta vie ? Si tu veux crever, mec, c'est que tu dois avoir de bonnes raisons. Mais, vois-tu, moi aussi j'ai de bonnes raisons de te sortir de là.

– Ça m'étonnerait.

– J'ai eu comme une révélation. Une voix intérieure qui n'était pas la mienne. Celle de Dieu qui me dit : *Sauve ce garçon, je te l'ordonne… Sauve ce garçon… Ensemble vous ferez de grandes choses… Ce sera le socle… les fondations.*

Je reste sans voix. Je ne comprends rien. Il le voit. Il me tend la main pour m'aider à me relever.

– Moi, c'est Max. Viens avec moi. On a tout le temps pour faire connaissance. Et toi, c'est quoi ton nom ?

– Jeff.

*

L'heure de la promenade. Quel que soit le temps, j'y vais. L'une des obligations que je m'impose. Je dois sentir un peu d'air sur ma peau. Parfois, il pleut. Très rarement, il neige. Depuis près de dix ans que je suis ici, je ne me souviens pas qu'il ait neigé une seule fois. La proximité de la mer, paraît-il. Un climat tempéré où il ne gèle quasiment jamais.

La cour de promenade est aussi un lieu propice à libérer l'imagination. Je lève le nez et vois partiellement le ciel. Filin anti-hélitreuillage avec grillage aux mailles serrées. Les gouttes d'eau finissent par passer mais les rayons du soleil sont souvent perturbés. Rien ne doit m'atteindre.

Au-dessus, je devine les fenêtres des autres quartiers. Aucun contact avec les détenus. Parfois, j'entends des appels, des cris. La souffrance s'y devine, tout le temps.

Moi, j'attends…

J'attends que le temps passe.

Je compte mes pas. Une quarantaine pour le mur le plus long. À peine vingt pour le plus court. Environ quarante-cinq mètres carrés. Pas beaucoup. Mais je suis seul à tourner au carré dans cette enceinte. Je dessine des formes géométriques en marchant. Plusieurs rectangles en suivant méticuleusement les bords. Puis je coupe par les diagonales. Je trace des triangles virtuels. J'ai tenté les cercles mais je suis meilleur en ovales. Je cible le milieu de chaque mur et forme des arcs de cercle d'un point à un autre. Suivant la vitesse à laquelle je marche, je recommence encore et encore jusqu'à épuisement du temps.

Pas de caméras. Enfin… je ne crois pas. Une fente creusée dans un mur. Les yeux d'un maton qui ne me lâchent pas. Je ne sais pas pourquoi je suis surveillé à ce point. Je suis ici pour l'éternité et je n'imagine pas retrouver un jour la liberté.

– C'est fini, Jeff. Tu rentres.

Je m'exécute. Avant de retourner dans ma cellule, j'ai le droit à une fouille. Là aussi ça dépend du gardien.

Jean fait son travail sans zèle. Il sait que, de ma cellule à la cour puis en sens inverse, il ne peut rien se passer. En dix ans, je n'ai croisé personne. Tout est fait pour garantir mon isolement.

Quand Martin, le Chef Martin, est de permanence, la fouille est complète. Plutôt qu'une fouille, c'est une « trifouille ». C'est comme ça que le Chef Martin appelle la fouille au corps, la totale… Vérification qu'aucun coin, recoin ni orifice de mon corps n'héberge un objet, un outil ou une arme quelconque. Pas la peine de lui expliquer qu'il ne trouvera rien. Une évasion n'est pas possible ici.

Je n'en ai pas envie.

Max est mort maintenant.

Moi, je n'ai personne dehors.

Dedans, Jean Dumont et le Chef Martin sont mes seules connaissances.

Parfois, j'entends d'autres voix mais n'aperçois jamais les visages…

Je ne suis pas seul au monde mais le monde m'a rendu seul. Abandonné.

Parfois, je regrette de ne pas être passé sous la lame de Louisette.

J'avais raison pour le changement de temps. Le vent a tourné, la température a baissé et la pluie est arrivée. Plusieurs jours d'une grisaille tenace. Pas grave, je sais que cela ne durera pas. Une question de temps… Le même mot pour définir des notions différentes : le temps qui passe… le temps qu'il fait.

De retour de promenade, je décide enfin de prendre la première revue que Jean m'a apportée. Le Chef Martin ne m'aurait jamais donné ces magazines. Il ne me ferait jamais de cadeau. Je suis étonné, et ravi en même temps, qu'il ne les ait pas confisquées. Jean a dû lui demander de me les laisser.

J'appréhende. La lecture va être difficile. Je dois me souvenir des années d'école. J'en ai pas fait beaucoup mais j'ai dû savoir lire un jour puisque je reconnais beaucoup de mots. Je n'ai pas compté mais il y en a des dizaines sûrement.

Quant à leur sens ? Je ne devrais pas avoir de difficulté pour les comprendre. Max m'a bien formé.

Les faits marquants de l'année…

Jean m'a donné l'année 1981 en premier faisant référence à la date du 18 septembre 1991. Une décennie s'est écoulée mais quel rapport avec le 18 septembre ? Ce n'est pas la date de mon arrivée. Jean a aiguisé ma curiosité.

Je prends la revue et m'allonge sur mon lit en béton.

Je fatigue vite à lire les gros titres. À chaque page, un fait important de l'année en France : le 6 janvier : *Incendie d'un silo de stockage de déchets nucléaires à La Hague ;* le 8 : *Nicole Pradain est la première femme à être nommée procureur général à la cour d'appel de Riom ;* le 19 : *Collision à la station Auber du métro parisien : 1 mort et 71 blessés ;* le 24 : *Sur TF1, première diffusion française de la série télévisée américaine* Dallas.

Ça va être fastidieux de lire par ordre chronologique. Je n'ai pas vécu ces faits et je n'en ai jamais entendu parler. Je vais directement au mois de septembre et cherche la date du 18.

Le Parlement vote la loi sur l'abolition de la peine de mort en France : 363 pour, 117 contre.

OK, Jean. J'ai compris.

Fébrilement, je reviens en arrière et regarde la date du 25 mai : *Grâce présidentielle du dernier condamné à mort français.*

Je ferme la revue.

Une goutte salée glisse le long de ma joue. Je l'écrase du revers de la main.

Jean… Pourquoi veux-tu que je me souvienne ?

Max, nos échanges me manquent…

9

Le gardien Durance a eu ce qu'il méritait. Il m'a cherché et n'a eu aucune difficulté à me trouver. Aucune psychologie, ce mec.

Je venais d'échapper à l'échafaud. Partagé entre l'euphorie de rester en vie et l'angoisse d'être enfermé à perpétuité. J'étais déstabilisé… l'esprit profondément embrouillé. Ma vie n'avait plus aucun sens sans espoir de sortie. La mort aurait peut-être été préférable. C'est ce que je pensais à ce moment-là.

Le gardien Durance était raciste et pervers. Par définition, j'étais un sous-homme parce que noir. Me servir mes repas, me faire sortir pour la promenade était une forme d'abaissement pour lui. Il fallait donc qu'il me domine, qu'il montre qui était le chef. Des remarques déplacées, des allusions à la couleur de ma peau, à mes crimes étaient monnaie courante. Les brimades étaient quotidiennes : repas froid, des heures de promenade écourtées, pas d'eau chaude dans la douche, des fouilles corporelles à répétition…

Je n'ai pas réfléchi longtemps. Moins de trois semaines après mon arrivée, je le coince dans ma cellule. Il avait fait une erreur en s'approchant trop près de moi sans précaution. D'un coup de tête, je lui casse le nez. Il s'agrippe à la grille de ma cellule. Bouffée de violence incontrôlable. Il veut sortir. De toutes mes forces, je saisis la porte et la referme sur lui. Une fois, deux fois… La troisième est si violente que sa colonne vertébrale émet un bruit sinistre.

Quelques secondes plus tard, j'étais ceinturé par une meute de gardiens. J'ai eu ma dose de coups mais, contrairement à cet enfoiré de Durance, je n'ai eu aucune séquelle.

Aucun regret.

Je suis repassé devant un juge. Mon ancien avocat dont je ne me souviens plus le nom n'était pas là. Un jeune blanc-bec, aussi nul que le précédent, tenta quelques effets de manche. Pas grand-chose à défendre. J'avais déjà pris perpète, je ne pouvais guère prendre plus. J'ai eu le droit à un régime spécial : cellule d'isolement. Bientôt dix ans. J'ai payé et paie encore. Ça fait beaucoup dix ans, et pourtant ça continue.

Depuis cette nouvelle condamnation, plus de nouvelles d'un avocat. J'ai le sentiment d'avoir été oublié. Faut-il que je m'en réjouisse ?

Le Chef Martin est une copie conforme du Chef Durance. L'histoire ne se répétera pas. Je ne referai pas la même bêtise. Et pourtant son regard est arrogant. Le Chef Martin est en poste depuis un an dans ma section et il a toujours eu cette attitude vis-à-vis de moi. Jusqu'alors je n'ai pas réagi. Faire le vide en moi quand il est de service. L'ignorer.

Pourquoi ai-je des difficultés aujourd'hui à le supporter ?

Je ne suis pas grand. Un mètre soixante-dix ou douze. Lui, il est encore plus petit. Un vrai roquet. Trapu, large d'épaules et ventripotent. Pour regarder les autres, il doit relever la tête, le nez en l'air comme pour humer le vent.

Je ne l'aime pas. Je ne l'ai jamais aimé. Mais aujourd'hui, c'est encore pire et je ne sais pas pourquoi ce jour est différent d'hier.

Martin, le Chef Martin, me fait sortir de la cellule. Chaîne aux pieds. Une autre chaîne relie les bracelets des poignets et des chevilles. C'est la procédure à chaque fois que je dois sortir de ma cellule. On m'ôte tout ça dans le sas d'accès à la cour de promenade.

Il me pousse dans le couloir.

– Allez, avance, Jeff le Négro.

Je me retourne. C'est la première fois que je suis si proche de lui. Je pourrais lui cracher au visage sans le rater. Avec un peu de chance, je pourrais lui asséner un coup de tête.

– Pourquoi m'appelez-vous négro ?

Il respire profondément. Passé la surprise de ma question, je vois une étincelle de haine dans ses yeux. Je n'aurais pas dû.

Il saisit la clé de sécurité incendie et la cale dans le bas de mon ventre.

– Je t'ai dit d'avancer… négro.

Je fais un pas en arrière et m'arrête de nouveau.

– Je ne vous insulte pas, Chef Martin. Je vous ai toujours appelé comme vous le vouliez. Alors pourquoi négro ?

– Encore heureux que tu ne m'insultes pas ! Tu sais ce que ça vaut ? Une bonne bastonnade et des jours de cachot… Et le cachot, *Jeff le Négro*, c'est terrible. Ta cellule, c'est du cinq étoiles en comparaison.

Je sens la colère monter en moi. Je dois me dominer. Je ne cherche pas la bagarre. C'est terminé. Hormis le Chef Durance, il y a longtemps que j'ai arrêté de cogner des mecs. À l'époque, c'était différent. J'étais dans un autre monde, avec d'autres gens… avec Max.

Je baisse les yeux et avance vers la cour.

– C'est mieux ainsi… Jeff… le… Négro…

Il le fait exprès. Je ne réponds pas à la provocation.

J'attaque les premiers tours. Je marche vite, très vite. Malgré la fraîcheur de la température, je transpire. Un bail que cela ne m'était pas arrivé. Je ne compte pas le nombre de tours de cour. La prochaine fois, je le ferai. Un objectif comme un autre.

Je tente de me vider l'esprit. Je regarde mes pieds. Je suis rapidement essoufflé. Je manque d'entraînement à l'effort. L'espace est petit mais je pourrais peut-être améliorer ma condition physique. Pompes, tractions, abdos. Pas besoin de beaucoup de mètres carrés.

Je sais que le gardien me regarde. C'est toujours comme ça, depuis dix ans. Comme un animal en cage, ma vie est rythmée par le temps. Je dois réfléchir à la façon de me reprendre en main. La journée sera toujours découpée en tranches. Le réveil, le petit déjeuner, la promenade, les différentes intensités de lumière… Reste des espaces libres. À moi de les remplir…

Max m'avait appris le respect sous différentes formes. Respecter l'autre… même dans la mort… même en lui donnant la mort… Mais aussi se respecter. Un tel laisser-aller n'est pas digne de moi.

– Tu rentres ! Fini la promenade.

Se faire respecter aussi.

Menottes et chaînes. Je repasse devant Martin et lui jette un regard furtif. Pas mon habitude. C'était le prétexte qu'il attendait. Il me plaque contre le mur du couloir et appuie son avant-bras sur ma gorge. Je déglutis difficilement. Entravé, impossible de bouger.

– J'aime pas ce regard, mon garçon.

Je sens son haleine et n'apprécie pas du tout.

– Tu baisses les yeux quand tu passes devant moi. Tu le sais, ça ? Hein, réponds.

Je cligne des yeux.

– Je veux entendre ta voix !

– J'ai compris.

– Qui ? « J'ai compris », qui ?

– J'ai compris, Chef Martin.

Il relâche la pression de son bras.

Je retrouve ma cellule. Procédure du retrait des entraves. Je me laisse faire.

La grille se ferme mais la porte reste ouverte. En appui contre le chambranle, Martin me regarde. Il sait que je ne peux pas l'atteindre. Combien de temps va-t-il m'observer ?

– Tu devrais te laver. Tu as sué dans la cour. Pas tous les jours que cela t'arrive. Mais je dois te dire que tu pues.

– La douche est dans deux jours.

– Mouais… Je sais. Mais tu as le lavabo.

– Je ne vais pas me laver devant vous, Chef Martin.

– Et pourquoi pas ? Si je t'en donne l'ordre. Tu ne t'en rends pas compte, mais la peau d'un Noir, ça sent fort. Plus fort que celle d'un Blanc. Déjà en temps normal mais mêlée à la sueur… putain, tu empestes… Ça sent le chacal ici, tu ne trouves pas ?

Mon rythme cardiaque s'accélère. Ne pas répondre malgré l'envie.

– Je peux t'aider si tu veux, on a une lance à incendie dans le couloir.

Je me tiens contre le mur. Je sens mes jambes me lâcher.

Un flash. Le Chef Durance est toujours allongé dans le couloir, face à ma cellule. Des infirmiers penchés sur lui. L'image s'éloigne. Je suis traîné par les matons dans les douches.

Hurlement. Nu dans un recoin d'un vestiaire pavé de carreaux en céramique. Le jet puissant d'eau glacée me percute en plein torse. Je sens mes poumons et mon cœur s'arracher de ma poitrine. Je suis violemment plaqué contre le mur. Je me suis mis en boule et leur ai crié d'arrêter. Je les supplie de stopper. Le jet me fouette les cuisses, les jambes, les pieds. Il est si violent que je sens mes orteils se tordre, mes chevilles se vriller. La lance à incendie remonte vers mon visage. Pour me protéger, je lève les bras *in extremis*.

Malgré la puissance abrutissante de l'eau, j'entends les matons rire. Une envie de meurtre.

Je saute sur la grille et agrippe les barreaux. Martin sursaute. Il a eu peur. Oh ! Pas longtemps, juste une fraction de seconde mais j'ai vu qu'il a été surpris. Par réflexe, il recule, puis il reprend l'initiative. Il sait qu'il ne risque rien. La grille est bien fermée. Il sort la longue clé métallique de sécurité accrochée à sa ceinture et m'en donne un coup sur les phalanges.

Je crie de douleur et recule.

– Tu veux savoir pourquoi je t'appelle Jeff le Négro ! Parce que tu es un négro… Un sale négro. Un mec qui pue… Un mec puant… Tu comprends ?

Je ne réponds pas. Je ne répondrai pas.

– Tu as entendu ce que je te dis ?

Je ne réponds pas. Je ne répondrai pas.

La porte de la cellule claque. Double tour.

Je n'ai pas dit : « Oui, Chef Martin. » Je ne lui ai pas répondu : « Oui, Chef Martin. »

Une première victoire. Une première révolte.

*

Max n'avait pas cherché à connaître ma vie antérieure. Je n'avais que quatorze ans. Lui, il en avait trente de plus. Il était grand, fort et… noir comme moi. Important. Une forme évidente de reconnaissance. La couleur de peau était la seule chose visible nous réunissant. Mais, dans le fond, un truc puissant nous a liés rapidement.

Et puis, il m'avait sauvé.

Recroquevillé sur la plage, je grelottais de froid. Je n'imaginais pas un seul instant qu'il puisse me prendre dans les bras pour me réchauffer comme l'aurait fait un père avec son fils. Il avait toujours ce sourire qui lui illuminait le visage.

Debout, me dominant de toute sa hauteur, il m'avait donné un léger coup de pied dans la cuisse.

– Allez, bouge ton cul, mec. Tu vas pas rester là à crever de froid. J'ai un palace tout proche. Je t'offre une douche chaude. Je dois avoir aussi quelques trucs qui traînent pour requinquer un môme en perdition.

– Suis pas un môme…

Max s'était accroupi. Son sourire avait disparu. Son visage venait subitement de changer d'expression. Sa voix était douce.

– T'as raison, mec. T'es pas un gamin. Un môme ne tente pas de mettre fin à ses jours. Tu as sûrement de bonnes raisons mais va falloir penser à l'avenir maintenant. Il avait posé la paume de sa main droite sur mon front et fermé les paupières.

– Tu as un destin singulier. Je le sens…

Il avait rouvert les yeux. Son sourire était réapparu. Il m'avait mis une tape amicale sur la joue.

– Suis là pour te montrer le chemin à prendre.

Sensations mitigées. Attirance et crainte.

– Tous les adultes sont des salauds. Pourquoi tu serais différent ?

– Hé, hé, mec… T'es pas con en plus… Je suis pareil. Oui, j'suis un salaud, un vrai… Tu peux le croire… Tout dépend avec qui…

J'avais lu dans son regard qu'avec moi il ne le serait pas.

Le « palace ». Un lieu bizarre pour vivre. Complètement trempé, j'avais suivi Max. Je n'avais pas grand-chose à perdre. Ma vie était déjà foutue. Mettre fin à mes jours était la seule liberté qu'il me restait. Alors, rejoindre cet homme, ce vieux, ne me posait pas plus de problème que ça. La fuite était toujours possible.

On était montés sur la falaise. À une centaine de mètres du rebord, un bosquet entourait un bâtiment à l'abandon. Personne ne venait ici depuis des lustres. Un muret délimitait la propriété. J'avais tout de suite remarqué que les pierres tombales étaient en mauvais état. Un vieux cimetière.

– Y a belle lurette que les proches des mecs enterrés ici sont morts eux aussi. J'ai visité toutes les tombes. Y a plus personne. Pas de fantômes ni de vampires. J'ai trouvé quelques vestiges. Je te les montrerai plus tard.

Un mec barge. Un collectionneur de reliques mortuaires. Jamais côtoyé un gars pareil…

Le bâtiment central avait toujours son pignon avec les restes d'un clocher. Max avait eu du mal à ouvrir la porte d'entrée en bois.

La chapelle était en piteux état. Des pigeons avaient investi une partie du lieu.

– Mon église, mec…

– Jeff… Appelle-moi Jeff.

– Comme tu veux, mec…

Max avait éclaté de rire. Son écho avait percuté les murs. Résonance froide.

Des rais de lumière traversaient les quelques rares morceaux de verre accrochés aux fenêtres. Les vitraux avaient été pillés depuis longtemps. Des planches pourries tentaient de masquer les entrées d'air. Par fortes pluies, le sol pavé devait être rapidement trempé.

– Je te ferai la visite plus tard. Faut que tu te réchauffes. Y a une douche là-bas. Avant, cette pièce était la sacristie… Le curé y bénissait son eau. Maintenant, c'est là que je me fous à poil pour me laver. J'y fais la bouffe aussi.

Rudimentaire. Une cuve avec une pomme d'arrosoir à l'une des extrémités. Une corde et un système de bascule. L'eau était chaude. Je ne savais pas comment il s'y était pris mais ç'avait été agréable. Des semaines que je ne m'étais pas lavé. Ma cavale semblait prendre fin.

Pour le moment.

*

J'ai mal aux doigts. Il n'y a pas été de main morte, le Chef Martin. Rien de cassé mais la douleur m'accapare l'esprit. Ne pas réfléchir. Je m'allonge et tente de me vider la tête. Au-dessus de moi, le plafond. La peinture n'est pas uniforme. Elle se craquelle par endroits. J'imagine des formes. Tout jeune, quand j'étais encore insouciant de la méchanceté du monde, je regardais les nuages dans le ciel. On a tous fait ça un jour. J'imaginais des animaux. Un éléphant barrissant en dépliant avec lenteur sa longue trompe. La gueule d'un loup s'ouvrant sur une proie imaginaire.

Suivant l'intensité de l'ampoule, les ombres s'étirent. Les mouvements sont inexistants. Mon imagination s'en trouve limitée.

L'œilleton de la porte se lève. J'entends la voix de Jean. Il a pris son service de nuit. Procédure habituelle d'entrave. Quelques minutes plus tard, je suis assis sur mon lit, chaîne fixée à l'anneau du mur et Jean Dumont sur le tabouret métallique. Il me regarde. Son expression est sévère.

– Tu ne dois pas chercher d'embrouilles à Martin. Tu ne fais pas le poids. T'as un passé. Ça te collera à la peau pour le restant de ta détention. Reste tranquille. Qu'est-ce qui t'a pris aujourd'hui ? Pourquoi t'es-tu braqué ?

Je regarde mes pieds. Je murmure :

– Jeff le Négro…

– Qu'est-ce que tu en as à faire ? C'est de la provocation. Laisse tomber.

– Toi, tu ne m'as jamais appelé comme ça.

– Si tu veux, je peux. Pas difficile de te dire… Négro… Jeff le Négro.

Mes yeux se voilent. Jean me fait un sourire forcé.

– Je plaisante, Jeff. Je sais, c'est pas malin, mais tu ne dois pas te focaliser sur lui. Laisse tomber. Ne le provoque pas… Ne réponds pas à ses attaques. Il n'attend qu'une occasion pour t'envoyer au mitard.

– Pourquoi ? Je ne lui ai rien fait !

Jean hausse les épaules. Il se lève et prend la revue de 1981 sur la table.

– Tu l'as lue ?

– En partie.

– Tu vois que tu sais lire. Je suis certain que tu comprends tout.

– Mouais… Peut-être. Mais j'ai des lacunes…

– Sur mes pauses, je peux venir de temps en temps t'aider. Il y a des dictionnaires à la bibliothèque. Certains donnent des définitions simples des mots. D'autres sont plus complexes. Les encyclopédies. Sûr que tu progresseras rapidement.

– Pourquoi m'aider ? Je suis ici pour l'éternité.

– Peut-être que oui… Peut-être que non… Si un jour tu sors, tu connaîtras un peu mieux le monde qui t'entoure. Tu seras moins perdu. Si tu ne sors pas, la lecture du monde passé t'aura au moins permis de…

Il laisse sa phrase en suspens. Je la finis à sa place.

– … m'évader un peu.

10

Tu te ramollis, mec. C'est une phrase que Max pourrait me dire s'il me voyait. Dans une époque plus ancienne, un gars comme Chef Martin n'aurait pas vécu longtemps. Autre chose que ce pauvre Durance. Son regard dédaigneux sur moi aurait suffi à me mettre dans un état de sauvagerie extrême. *On ne me regarde pas comme ça ! Baisse les yeux !*

S'il ne l'avait pas fait… vite fait… je lui aurais enfoncé ma lame entre deux côtes. La cellule d'isolement inhibe l'agressivité. Je me sens loin. En suspension entre deux mondes : celui d'où je viens et celui des gens normaux. Je me trouve au milieu. Je ne peux pas oublier ce que j'ai fait et ne le conteste pas. Mais je ne serai jamais comme les autres. Je ne me vois pas me lever le matin prendre les transports en commun, pointer à l'usine ou dans un bureau, effectuer des tâches répétitives huit heures durant, avec une pause sandwich puis rentrer par les mêmes transports dans l'autre sens. Avant de m'enfermer dans un deux-pièces minable d'une HLM, détour à la supérette du coin pour m'acheter ma tranche de jambon rose et un sachet de purée lyophilisée. Un téléfilm à la télé et, pour les soirs plus noirs, un verre de rhum pour mieux dormir.

Comment peut-on aspirer à une vie pareille ?

Ici, c'est pas mieux. C'est pire, même. Sauf que je n'ai pas le choix.

Allongé sur mon lit, je pense désormais à ma vie d'avant. J'ai mis presque dix ans pour me remémorer mes quelques années de liberté.

Le « palace » était un havre de paix. Un refuge unique où je me suis senti tout de suite en sécurité. Max m'avait trouvé un coin dans le fond de la chapelle.

– Tu y fais ton sanctuaire.

Je ne savais pas ce que voulait dire ce mot. Max m'avait expliqué que l'on pouvait le définir de multiples façons. Tout dépendait si on lui donnait un sens religieux ou pas.

– Pour le moment, je crois que ce mot signifie pour toi : un lieu où tu peux te reposer sans aucune crainte. Aucun ennemi ne viendra te déranger. Tu y seras en sécurité.

« Sanctuaire ». J'aime toujours ce mot.

Sans le Chef Martin, ma cellule serait aussi un sanctuaire. Rester sur la défensive pour ne pas être frappé.

Plus tard, Max m'avait donné une autre définition.

– Notre rencontre n'est pas un hasard, Jeff. Je savais, j'ai toujours su qu'on se trouverait.

Il avait levé une main vers la coupole de la chapelle.

– C'était écrit. Pas dans le sens de mots sur une feuille de papier, mais un message spirituel… Toi comme moi, notre destin est tracé.

D'un doigt, il avait fait un arc de cercle au-dessus de sa tête.

– Ce destin ne pouvait se réaliser que lorsque nous serions réunis. C'est le cas maintenant. Ensemble nous allons construire une nouvelle Église. Un temple… Un sanctuaire. Un lieu sacré d'où l'on rendra la justice… celle de Dieu.

Max m'avait pris le visage à deux mains.

– Je t'expliquerai ce que sera ta destinée… mon fils.

Pour la première fois on m'appelait comme ça : fils. Max n'était pas mon père. Je le savais. Il a été plus que ça.

Je sens les larmes monter. Ne pas pleurer. Ce sont les faibles qui chialent. Max me l'a souvent dit : *Sois fort, fils ! Un homme ne pleure pas. Il peut être triste, il peut avoir mal dans sa chair et dans sa tête mais il ne pleure pas. C'est un signe de faiblesse.*

Je me contrôle. Je respire par saccades pour maîtriser mes émotions.

Je sens l'air iodé de la mer. La fenêtre est entrouverte. J'entends aussi le son des vagues au loin. Une torture terrible. Les bruits et les odeurs de l'immensité de l'océan, synonyme de liberté. Et je suis là, enfermé dans moins de dix mètres carrés.

Je vais devenir fou s'il ne se passe pas quelque chose. J'aimerais tant que Max soit là. Même enfermé ici, je me sentirais moins seul. Je pourrais lui parler. On échangerait sur des trucs incompréhensibles aux non-initiés. On parlerait de l'âme, des façons de la sauver… parfois en supprimant le support, le corps fait de chair et de sang, inutile pour accéder à l'éternité. On parlerait du chemin emprunté pour trouver Dieu… Un Dieu différent de celui de l'aumônier Joseph. J'ai pris un sentier sombre, froid, pavé de taches rouge sang…

Je me frotte le visage.

J'ai le sentiment de parler comme Max.

Je crois que j'ai parlé à haute voix.

C'est pas bon. Max me l'a souvent dit : *Tu ne te parles pas à toi-même. Seuls les fous le font. Les mots ne doivent pas sortir de ta tête. Tu penses, tu réfléchis, tu écris si nécessaire pour classer tes pensées mais tu ne te parles pas à haute voix. Les choses, certains objets et les animaux peuvent t'écouter. Ils peuvent même te comprendre des fois. Alors, si tu en sens le besoin, parle-leur…*

C'est comme ça que j'ai commencé à causer à Germaine.

Fallait bien que je lui donne un nom. Il est venu comme ça. Peut-être que, dans mon imaginaire, ce prénom sonnait « rond ». Il me fait penser à une vieille femme ronde… voire très ronde… Un peu comme la souris qui vient de débarquer dans ma cellule.

Assis sur le rebord de mon lit, je mange, le plateau-repas posé sur le tabouret. Je change de temps en temps mes habitudes en ne mangeant pas toujours assis sur la chaise, plateau sur la table.

Des miettes tombent sur le sol. J'ai tout le temps pour les ramasser. Décaler volontairement dans la journée les choses basiques à exécuter. Quelques minutes plus tard, mon regard est attiré par un mouvement sur le sol. Jamais rien ne bouge ici.

Germaine vient d'entrer dans ma cellule. Petite, rondouillarde et grise… Bien sûr. De longues moustaches et une queue… pas si longue que ça. C'est une souris. Pas un rat.

Le premier être vivant que je vois, hormis les matons. Isolement peut-être, mais pas pour tout le monde.

Lui parler n'est pas venu spontanément. Je l'ai juste regardée. Je crois qu'elle était partagée entre la curiosité, la peur et la faim. Son odorat lui indiquait qu'il y avait quelque chose à manger. Elle a dû renifler aussi ma présence. La faim a été plus forte et elle a chapardé plusieurs miettes.

La première fois que j'ai vu Germaine, je ne savais pas d'où elle venait. Par la suite, je l'ai guettée. Pas de tuyaux dans ma cellule. Je pense que la tuyauterie passe dans l'épaisseur des murs. La fenêtre n'étant pas toujours ouverte, elle ne pouvait pas venir de là. J'ai donc remis un peu de nourriture par terre et je l'ai attendue.

Sous mon lit fixé dans le sol, dans le coin du mur, une fissure ouverte sur quelques centimètres. Elle est apparue là. Fallait pas qu'elle grossisse de trop sinon, elle ne pourrait pas se faufiler longtemps par là.

À chaque repas, je lui laissais quelques trucs par terre. De plus en plus loin de sa cachette.

Un jour, je me suis allongé et j'ai fait un chemin de miettes jusqu'à moi. Elle n'a pas osé venir si près. Pas cette fois.

Elle est restée à bonne distance mais elle n'a pas fui. Alors, je lui ai parlé. Je lui ai dit qu'elle n'avait pas à avoir peur de moi… que je ne lui ferais aucun mal.

Elle semblait m'écouter. La tête légèrement en hauteur, les moustaches en mouvement, elle humait l'air, reniflait si j'étais un danger ou non.

Puis elle est repartie avec sa nourriture.

J'ai mis plusieurs semaines à l'apprivoiser. Je déposais sa réserve de victuailles de plus en plus près de moi. Un jour, elle a accepté de prendre sa pitance directement dans ma main.

Je l'ai félicitée.

– Tu ne le sais pas, Germaine, mais c'est la première fois en plus de dix ans d'emprisonnement que je parle à une créature qui n'est pas un gardien. Toi, tu es libre d'aller et venir où bon te semble. Moi, je ne peux pas le faire. Tu ne vas pas comprendre ce que je vais dire mais j'aimerais pourtant te parler de temps en temps. Je sais que tu m'entends. Tu sembles m'écouter.

Je ne suis pas fou. Je ne m'attends pas à ce qu'elle me réponde. Parler à un être vivant autre que soi-même m'oblige à réfléchir, à structurer mon propos.

Je parle de temps en temps à Jean mais il reste un maton. Quant au Chef Martin, il peut crever. Même si nous étions les deux derniers survivants du monde, je ne lui parlerais pas.

Avec le temps, je me surprends à attendre la venue de Germaine. Elle reste plusieurs minutes en ma compagnie. Maintenant, elle grimpe sur moi, passe d'une main à l'autre, monte sur un bras, passe sur le cou et descend par l'autre bras. Elle m'apprécie.

Je lui raconte des trucs sans importance. Je lui demande si son repas était bon. Des trucs cons en fait. Alors, débile pour débile, je me mets à lui raconter des choses plus intimes de ma vie d'avant.

J'écoute toujours Max. Je ne me parle pas à voix haute : je cause à un autre être vivant. Ce n'est pas une discussion. Germaine ne me répond pas. Je ne suis pas fou. Mais elle est vivante. Cela me suffit.

Et puis, un jour, elle disparaît.

Les miettes que j'ai déposées la veille sont toujours là le lendemain.

Germaine ne revient ni ce jour-là ni les suivants.

Le dictionnaire m'apprend qu'une souris possède une espérance de vie de deux à trois ans dans des conditions favorables. Germaine mange bien. Elle doit vivre longtemps. J'ai calculé, elle vient me voir depuis quatre mois.

J'ai remarqué qu'elle avait pris un peu de ventre. Elle a peut-être trop grossi et elle ne peut plus passer par le trou du mur. Du coup, elle est peut-être partie voir un autre détenu. Il y a un truc qui se forme dans ma poitrine. Presque une forme d'angoisse. Germaine ne peut pas me faire ça.

Le soir même, je mange très vite. Je m'allonge sous mon lit et, à l'aide du manche de la petite cuillère, j'élargis la fissure du mur. Faut que je lui fasse un passage plus grand. De petits morceaux de plâtre et de ciment tombent sur le sol. Il faut que je les planque. Manquerait plus que Chef Martin pense que je suis en train de creuser un tunnel pour m'évader.

Je ramasse ce qui est tombé et jette le tout dans la cuvette des toilettes. En faisant attention à ne pas les boucher.

Je recommence l'opération, à chaque repas, durant plusieurs jours. Je devine maintenant le trou puis la fissure dans le mur où Germaine se déplace. Le chemin remonte vers le centre du mur. Impossible de creuser plus loin sans être découvert.

Je ne peux rien faire de plus. Tant pis.

Je suis triste… Mais pas plus que ça. Germaine n'était qu'une souris qui venait chercher sa nourriture journalière. Rien d'autre.

J'imagine Max me voyant allongé sur mon lit, le visage fermé. Il rit de toutes ses dents blanches. Il se moque de moi : *Me dis pas que t'en pinces pour une souris grise ? Comment as-tu pu l'appeler Germaine ? C'est ridicule comme nom…*

– C'est un nom comme un autre. Jefferson Petitbois, c'est pas mieux.

Ouais, pas faux.

Je l'ai cru à jamais perdue. Et, puis, vers la fin de l'année, j'ai vu son museau réapparaître au-dessus de la table. Elle s'est approchée doucement du plateau-repas. Le museau en l'air, les moustaches frémissantes, elle semblait me dire bonjour.

J'ai pris un petit morceau de viande de mon assiette et l'ai posé à côté d'elle. J'ai été surpris qu'elle n'y touche pas. J'ai voulu la prendre dans la main mais elle a reculé… sans fuir… Elle est revenue vers l'assiette.

– Je rêve ! T'en veux plus ? Faut dire que tu as maigri, non ?

Je lui en ai mis un autre puis encore un autre. En tout, j'ai déposé six petits morceaux sans savoir comment elle allait embarquer tout ça.

Sans comprendre pourquoi, je l'ai vue quitter la table à toute berzingue sans rien prendre et disparaître sous le lit.

Quelques secondes plus tard, elle est revenue… suivie d'une dizaine de petits. Elle avait ramené sa portée pour le festin.

Je n'allais pas donner un nom à chaque membre de la tribu. Ç'aurait fait beaucoup.

Pendant que les petits se régalaient, Germaine a posé ses deux pattes avant sur ma main. Son museau s'est trémoussé pour renifler.

Germaine me parlait. J'en étais certain. Elle me remerciait.

Le bruit de la trappe qui s'ouvre dans la porte de la cellule avec un aboiement du Chef Martin réclamant le plateau a fait fuir tout le monde.

11

1992

La pluie cingle en continu ma fenêtre depuis plusieurs heures. Un bruit extérieur. Je ne pensais pas qu'un jour je serais sensible à ce genre de son. La plupart des gens se sentent au chaud, bien protégés derrière les murs de leur maison, heureux d'être ainsi confinés à l'abri des intempéries. Moi, j'aimerais être dehors. J'aimerais sentir les bourrasques, les gouttes d'eau glacées sur mon visage… sentir peu à peu mes vêtements s'alourdir, me coller à la peau. J'aimerais avoir froid sous l'ondée ou chaud sous le soleil.

Plus aucune sensation de ce type depuis treize ans… en comptant l'année de détention provisoire.

Perpétuité… C'est long…

La cour de promenade est un faux palliatif à ma recherche de contact avec l'air. Le ciel est quadrillé par les protections anti-hélitreuillage. L'air ne circule pas suffisamment. L'espace est trop réduit.

Reste l'imagination.

Mais comment rêver lorsque rien ne stimule l'imaginaire ?

Seul le passé est présent. Aucune projection possible vers l'avenir… parce que la perpétuité élimine toute perspective.

Max ! Max ! Tu me manques tant ! Tu étais devenu un phare. Un rocher auquel je m'étais agrippé pour me libérer du désespoir. Sans toi, je serais mort depuis longtemps.

Je revois ton sourire, ta tignasse toujours ébouriffée.

Mais avec toi est arrivé le malheur. Tu as révélé ma véritable nature. Tu me disais que j'étais promis à une grande destinée, que le monde se souviendrait de moi et que, ensemble, on allait fonder une nouvelle communauté. Pour cela, je devais explorer ma face cachée, le côté sombre que chacun possède. Je l'ai malheureusement trouvée.

D'une certaine façon, j'ai eu une destinée hors norme. Ma vie n'est pas terminée mais je ne vois pas quoi faire d'exceptionnel ici.

Toi, par contre, je crois que tu étais fou… Je t'ai suivi quand même parce que je pensais qu'avec toi j'avais un avenir. Tu me projetais vers l'avant. Tu me parlais au futur alors que j'avais toujours été dans le présent, dans l'urgence du présent pour fuir le passé.

En prison, il n'y a plus cette peur de l'instant. Un lendemain différent n'existe pas. Il est la copie perpétuelle du moment présent.

Comment vivre sans objectif à long terme ?

Les petits de Germaine sont grands et sont partis coloniser d'autres contrées de la prison. Germaine, quant à elle, me reste fidèle. Elle monte le long de mon bras et se pelotonne dans le creux de mon cou. J'envie sa liberté. Elle traverse le mur, se balade dans les coursives à la barbe des matons. Futée.

Je continue à lui parler. Je ne suis pas encore assez barge pour imaginer qu'elle puisse saisir le sens de mes mots. Toujours mieux que de se parler à haute voix.

Aussitôt qu'elle entend un mouvement à la porte de ma cellule, elle fuit à une rapidité étonnante.

– Approche, Jeff ! Paumes vers le ciel.

Je m'exécute. Jean m'entrave à l'anneau… comme d'habitude. Je ne résiste pas.

La revue de l'année écoulée.

– 1991. Tu verras. On y parle de la guerre du Golfe, de l'Irak. Pour la première fois, une femme est Premier ministre en France. Sont abordées aussi l'histoire sordide de sang contaminé et la mort de Serge Gainsbourg.

Je hausse les paupières.

– Je connais son nom. C'est un chanteur, je crois, mais j'ai jamais rien entendu de lui.

Jean ne s'en étonne pas.

– Pas grave. Pas si important que ça. Par contre, il y a un article qui devrait t'intéresser.

Jean ouvre la revue à la bonne page et me la tend.

Je déchiffre le titre : « Discours de Jacques Chirac à Orléans ».

L'ensemble du discours est retranscrit. Je demande à Jean s'il veut que je le lise à haute voix.

– Mouais. D'ici à ici. C'est ton exercice du jour. Tu as fait de sacrés progrès. Ça ne devrait pas te poser de problème.

– OK.

Comment voulez-vous que le travailleur français qui habite le quartier de la Goutte-d'Or, qui travaille avec sa femme et qui, ensemble, gagnent environ 15 000 francs, et qui voit sur le palier à côté de son HLM, entassée, une famille avec un père de famille, trois ou quatre épouses, et une vingtaine de gosses, et qui gagne 50 000 francs de prestations sociales, sans naturellement travailler ! Si vous ajoutez à cela le bruit et l'odeur, eh bien le travailleur français sur le palier devient fou. Et il faut le comprendre, si vous y étiez, vous auriez la même réaction. Et ce n'est pas être raciste que de dire cela.

J'aimerais en sourire. Jean attend ma réaction. En réalité, je ne sais pas quoi lui répondre parce que je me fous complètement de ce que je viens de lire. Ce n'est pas mon problème. Je n'habiterai jamais dans une HLM et ne toucherai jamais de prestations sociales.

Je ferme la revue et la range avec les autres.

– Je te remercie, Jean… Tu ne le sais peut-être pas mais nous, les Noirs, on aime bien votre odeur. Avec un peu d'épices et bien préparée, votre chair est un plat savoureux…

Jean éclate de rire.

– T'as raison, Jeff… Vaut mieux en rigoler. Mais, plus sérieusement, qu'en penses-tu ?

– Vraiment ?

– Oui.

– C'est qui, Jacques Chirac ?

Je sens que je viens de le vexer. Je sais évidemment qui est ce type. Tous ces hommes politiques ne m'intéressent pas. Les seuls qui ont compté pour moi ont été Valéry Giscard d'Estaing et François Mitterrand. Qu'une femme soit Premier ministre, qu'Untel démissionne ou remonte dans les sondages, je m'en moque complètement.

– Je suis ici, enfermé, pour le restant de mes jours. Je vais avoir vingt-neuf ans, cette année… Je crois. Tu penses qu'il m'en reste combien ? Tu seras parti en retraite que je serai encore là.

Jean ne dit rien. Il se lève. Procédure de retrait des menottes. Il sort sans un mot.

Je l'ai fâché. Peu importe. Il n'a rien compris ! Je suis seul ici. Que peuvent bien me faire les états d'âme, les jeux politiques, les aventures ou déceptions amoureuses des uns et des autres ! Putain ! Je vais crever ici un jour ou l'autre. Je ne ferai jamais partie de la revue des faits marquant de l'année… sauf si je deviens le plus vieux détenu d'une prison française. Ça me ferait une belle jambe, d'ailleurs !

Je suis en colère.

Je passe le reste de la journée à tourner en rond dans ma cellule. Je fais plusieurs séries de pompes… à m'exploser les muscles… La souffrance de la chair est une preuve de mon existence. J'ai mal donc je vis.

Le soir, en même temps que Jean me glisse mon plateau-repas par la trappe, il me dépose aussi une grande enveloppe.

– Pour t'aider à réfléchir, Jeff.

À l'intérieur, un grand cahier à petits carreaux, plusieurs crayons gris. Sur une demi-feuille jointe, un mot de Jean.

Maintenant que tu as repris goût à la lecture, pose sur le papier tout ce qui traverse ton esprit. Écris, dessine… fais comme tu le sens. Juste pour toi…

Je ne sais pas si je saurais faire. Je pose le cahier et les crayons sur la pile de revues. Pourquoi veut-il que je consigne mes souvenirs ?

Au pire, ça me fera passer le temps. En un sens, ce n'est pas con.

Je mange par habitude et laisse quelques miettes à Germaine… par habitude. Puis je finis par m'allonger sur mon matelas posé sur le sommier en béton fixé au mur… Comme d'habitude… Comme depuis treize ans…

Une immense tristesse m'envahit.

Ai-je mérité cela ?

Pas la peine de chercher longtemps la réponse.

Oui.

Évidemment « oui ».

L'ampoule centrale de ma cellule baisse d'intensité. Le signal qu'il faut dormir… Le début du retour de mes rêves. Pour mes victimes, le retour des cauchemars.

Viens, Max… Viens me parler. Dis-moi ce que j'ai fait… Dis-moi pourquoi ?

Je ferme les yeux. Une image au loin se forme. La chapelle se dessine clairement. Mon sanctuaire réapparaît. Nous sommes assis, Max et moi, en tailleur, devant l'entrée. Torse nu, les yeux fermés, nous prenons une position de méditation. Un feu de bois nous réchauffe.

J'entends sa voix chaude dans ma tête.

– Ensemble, fils, nous allons créer une nouvelle communauté… Nous réaliserons de grandes choses. Le monde a besoin d'être purifié. Nous en serons les soldats, les bras armés. Tu dois comprendre ta destinée. Un grand avenir t'est promis. Je peux te montrer ton futur, fils. Je le peux…

Je l'ai voulu.

– Pour connaître l'avenir, faut revenir dans le passé, le passé ancestral de notre culture africaine… Nous sommes noirs. D'origine, nous venons d'Afrique. Nous devons y retourner pour retrouver nos racines. Le Bwiti… Mon fils… Le Bwiti… Le rite initiatique du passage à un autre niveau de vie… Retrouver nos ancêtres pour acquérir leurs connaissances, revenir dans le présent pour construire le futur… Je t'offre ce voyage. Le Bwiti… Mon fils… Le Bwiti.

Je l'ai voulu.

Max remet du bois. Les flammes reprennent. Je suis absorbé par les couleurs, les mouvements. Des particules incandescentes montent vers le ciel.

Max me tend un bol en terre cuite.

– Bwiti… Bois, mon fils… Iboga… L'amertume va réveiller tes sens. Puis tu vas voyager, tu vas retourner dans tes vies antérieures…

Le liquide est pâteux. Le goût est désagréable.

– Allonge-toi. Laisse-toi porter… Va, fils… Vole…

Je n'ai pas les mots pour décrire le Bwiti. Il n'y en a pas d'aussi forts ni d'aussi terribles pour décrire le voyage ni les peurs et les plaisirs qui l'accompagnent.

Je me suis barré… littéralement barré dans le ciel… ailleurs. Un tournant dans ma vie. Une révélation.

J'avais combien ? Un peu plus de quatorze ans ? Et, en une nuit, je suis passé de l'enfance à l'âge adulte.

Je ne suis pas parti tout de suite à la rencontre de mes ancêtres. J'ai lentement remonté le temps. Mon entrée dans la mer pour en finir, mes années d'avant. Je voyais le visage des gens. Pas de caresses, pas de mots gentils… Des dents jaunies, des langues grasses… Des injures… Des odeurs nauséabondes. Les gens que j'avais connus durant mon enfance revenaient vers moi. Comme des fantômes, les bras tendus pour m'attraper, ils avançaient. Je reculais… Je voulais fuir…

La voix de Max, loin… hors de moi.

Ne fuis pas, fils. Combats tes démons. Tu es plus fort qu'eux.

Je savais qui ils étaient. Les foyers, les familles d'accueil… Toujours ce regard de méfiance. Toujours cette agressivité en moi.

– Ils veulent me tuer, Max !

– Alors défends-toi ! Iboga est en toi… Rien ne peut t'arriver.

Mes doigts sont des lames tranchantes. J'avance vers eux. Ils se sont réunis et font face. Je cours de plus en plus vite… Doigts écartés, bras en l'air… Je fonce sur eux. Une force inimaginable m'envahit. Je fends l'air.

Les mouvements se fondent au ralenti. Un vent chaud souffle sur moi. Je quitte le sol. Des jets de sang s'échappent. Mes doigts frappent. Amples mouvements des bras. Des corps tombent. Des têtes se détachent.

Je traverse l'obstacle sans me retourner. Je suis tout-puissant. Aucune douleur. Aucune fatigue. Je monte dans le ciel. Je suis recouvert de sang, celui des autres, des êtres impurs qui cherchaient à me nuire. Il se coagule, sèche puis se craquelle en milliers de morceaux. Mon corps est nettoyé de toutes ses impuretés.

Je vole de plus en plus vite. Le sol devient flou à cause de la vitesse. Les nuages se dispersent. Une traînée de vapeur s'étend derrière moi. Je monte… monte encore… Plus personne en bas… un simple dessin… des contours de villes, de champs. Un patchwork de couleurs.

Ma route est tracée. La mer approche. Je descends sans ralentir. Je rase l'écume. Je flirte avec les vagues. À la limite de les toucher.

Une côte apparaît. Je reprends de l'altitude.

L'Afrique.

La lumière devient ocre. La chaleur plus intense. La fin du voyage aller approche. Je le sens. Je ralentis. Je cherche le lieu où je suis né. Je cherche mon village.

Je suis guidé par une force invisible.

La voix de Max revient comme par enchantement dans ma tête.

La terre de tes ancêtres, fils. La rencontre avec les anciens, ceux qui ont modelé ton corps et ton âme. Ferme les yeux.

Je m'exécute. Absence d'un instant. Lorsque je les rouvre, je suis de nouveau assis sur une natte tissée. La nuit est revenue. Un feu de bois crépite. Face à moi, un homme. Ce n'est pas Max mais un vieil homme inconnu. Visage noir, bariolé de peintures blanche, rouge et ocre. Sa tignasse crépue est remontée à l'arrière de sa tête. Teinture blanche. Une poudre le recouvre en partie.

Tambours sourds. Voix rauques au loin. Une multitude de points lumineux approchent. Des bougies, des torches flottent dans l'air chaud de la nuit. Je relève les genoux sur ma poitrine, resserre mes bras sur eux. Position fœtale. La chaleur approche. Le feu brille…

Les flammes me lèchent, me caressent puis reculent. Certaines s'éteignent, d'autres se rallument. Elles sont de plus en plus nombreuses. Elles m'encerclent. Le vent est de plus en plus lourd et torride.

Elles me brûlent… me mordent. J'ouvre la bouche pour crier.

Max hurle avant moi : *Sauve-toi ! Sauve-toi !*

Les flammes se tordent, se rassemblent, se transforment en une image rouge, brûlante. Le visage du vieil homme noir réapparaît au centre du feu. Il rit bruyamment. La bouche ouverte. Un flux incandescent sort brusquement de sa gorge et vient me frapper en pleine poitrine.

Je suis éjecté… repoussé au loin. Le souffle me bloque les poumons. Un nœud se forme au creux de mon ventre. La douleur veut remonter, sortir. Je me bats. Je roule sur le sol. Cherche un nouveau souffle.

Je sens que je ne tiendrai pas longtemps. Ma tête se fracasse contre le sol… Mon corps se pétrifie… La boule au ventre remonte… Impossible de la garder… Elle sort.

Je me mets en boule et vomis.

Voix de Max toute proche. Réelle.

Vas-y, fils. Laisse-toi aller. C'est normal. Bwiti te quitte. Sois le bienvenu chez toi. Je suis heureux que tu sois de retour. Je vais t'aider à entrer dans la chapelle. Ce n'est qu'un début. Tu vas bientôt repartir. Iboga ne s'évapore pas facilement. Il reste longtemps dans ton corps… Il va se lover dans ta tête pour de longues heures encore.

Max me transporte dans le sanctuaire. Il m'allonge sur ma couche. Je tremble de tout mon corps. Je suis passé des brûlures des flammes de l'Afrique aux morsures du froid d'un désert de glace. Mon voyage continue.

Juste avant de repartir, j'entends la voix de Max :

Je vais te rejoindre, fils.

12

1992-1995

J'ai tout le temps. Il est immense devant moi. Autant que celui qui me reste à vivre. Le rythme m'est imposé. Qu'en faire quand on n'a pas la liberté de l'utiliser ?

J'ai les revues de Jean mais elles ne m'occupent qu'une infime partie du temps. J'ai désormais de quoi écrire et dessiner mais je suis improductif.

J'ouvre le cahier. Crayon à la main, je reste en suspens de longues minutes sans oser poser la mine sur la feuille. Les mots ne vont pas s'écrire d'eux-mêmes ni les lignes se noircir spontanément.

Je pourrais écrire ma vie. Elle est courte mais dense. Les faits ne seront pas suffisants. Ce ne serait qu'une longue suite d'actes plus ou moins horribles. Je pourrais tenter de mettre noir sur blanc mes états d'âme d'homme perturbé, en quête d'une vie meilleure.

Je pourrais mentir, m'inventer une existence romanesque. Pour quoi faire ?

Je pourrais lister mes envies d'homme enfermé à vie.

Je pose le crayon. Pas prêt. J'ai peur de ne pas savoir écrire. Jean me dit de reprendre confiance en mes capacités. Quand je suis arrivé ici, je ne savais plus lire, et pourtant mes pensées étaient cohérentes. Jean trouvait que j'avais même une réflexion pertinente et un niveau de culture plutôt élevé pour un môme des rues.

Les revues ne sont plus suffisantes. Je dois découvrir autre chose. Peut-être commencer par des livres faciles puis aller vers des textes plus complexes. Jean va me conseiller. La bibliothèque de la prison est faite pour ça.

Je sais que je ne pourrai pas physiquement y accéder. Pas le droit de me déplacer en dehors des limites imposées par le régime de ma détention. Jean fera le lien et me fournira les ouvrages demandés.

Je lui fais confiance pour le choix des premiers.

Il m'aura fallu près de quatorze ans de cellule pour découvrir un livre autre qu'un dictionnaire. Avec un sourire de satisfaction, Jean me dépose un roman de Jules Verne.

– Ton esprit va s'évader.

Venant de lui, je ne sens aucune perversion. Il est sincère.

Je déchiffre le titre : *Le Tour du monde en 80 jours*.

S'ensuivent : *Voyage au centre de la terre* et *Vingt Mille Lieues sous la mer*.

Mon esprit s'évade.

Je progresse très vite dans la lecture. C'est revenu.

Dommage que Max n'ait pas lu ces histoires. Lui, il était plutôt branché livres sacrés : les Évangiles, l'Ancien et le Nouveau Testament, la Torah et le Coran. Il en avait tiré des idées personnelles.

Iboga avait fait le reste.

Une semaine après avoir été sauvé de la noyade par Max, j'ai testé l'iboga et fait mon premier voyage initiatique, le bwiti. J'ai recommencé une fois… puis une autre.

À en perdre la notion du temps. À ne plus appréhender la différence entre réalité, rêves et cauchemars. Je ne savais plus si les gens face à moi étaient réels ou fantasmés.

Il a fallu que le sang coule pour comprendre où j'étais.

Je tente de raconter une nouvelle fois mon histoire… Quelques minutes plus tard, toujours aucun mot sur la page.

Je ne peux pas.

Prise de conscience du décalage entre la pensée et sa transcription en mots, en phrases, en paragraphes… J'essaie de dessiner. Aucun trait n'apparaît sur la feuille. Les images sont dans ma tête mais, pire que l'écriture, je suis incapable de les tracer sur une page.

Jean comprend mes difficultés. Après plusieurs semaines d'impasse, il me dit que je ne prends pas le problème par le bon bout.

– Pourquoi veux-tu absolument transcrire la vérité dans un ordre chronologique ? Pourquoi veux-tu qu'un dessin soit une photo ? Laisse aller ton imagination. Laisse naviguer ta main sur la feuille. Qui pourrait te reprocher quoi que ce soit ? Rien ne sortira d'ici.

Rien ne sortira d'ici…

Alors pourquoi le faire ?

Mon passé est dans ma tête. Mes sensations sont dans mes tripes. J'ai le sang des autres sur mes mains. Je sais ce que j'ai fait. Pas besoin de l'écrire pour le revivre. Il suffit que je m'allonge, que je laisse venir les souvenirs. Les rêves remontent… Les cauchemars ne sont jamais loin.

Je range le cahier et les crayons derrière les revues et n'y toucherai plus.

*

– Jeff le Négro ! À la douche ! C'est ton jour. Ça commence à puer le fennec dans ta niche. Alors tu vas bouger ton cul de chimpanzé. Tu vas te récurer avec le savon que les contribuables paient. Tu as de la chance. Si ça tenait qu'à moi, y a belle lurette que la Louisette aurait repris du service.

La porte de la cellule est ouverte. Chef Martin a son sourire des mauvais jours. Je m'approche de la grille fermée.

– Pourquoi êtes-vous toujours méchant, Chef Martin ?

Le gardien tapote la longue clé de sécurité dans le creux de la paume.

– Tu ne sais rien de qui je suis. Méchant ? Moi ? Je suis la bonté dans sa plus simple expression… même avec les gens qui ne le méritent pas.

– Qui êtes-vous pour juger, Chef Martin ?

– Oulala… Mais depuis qu'il lit, le négro, il se croit intelligent.

– Vous devriez lire plus souvent, Chef Marin.

Le trousseau de clés s'écrase sur un barreau. Juste le temps de retirer mes doigts. Pas malin, le Chef Martin. Il part vite dans la provocation. Un atout pour moi si je veux le mettre en colère. Mais je reste une proie facile. Chevilles et poignets entravés, je ne fais pas le poids.

J'obéis aux ordres. Sans ménagement, il me pousse vers les douches.

– Vous ne devriez pas être seul avec un détenu dans les douches, Chef Martin. On ne sait jamais ce qui peut arriver.

– À qui ? Personne ne se soucie de toi. T'es insignifiant ici. Un cloporte parmi d'autres insectes.

– Un cloporte n'est pas un insecte, Chef Martin, mais un crustacé… un crustacé terrestre.

Le gardien me plaque contre le mur du couloir.

– Tu veux faire le malin, Jeff le Négro ? Tu vas me raconter que tu as lu ça dans tes livres. Je vais te dire un truc : on s'en fout que ces bestioles soient des insectes ou des langoustines…

– Crustacés terrestres, Chef Martin…

Je vois dans son regard qu'au prochain mot de travers je me prends une rouste. Pas la peine de chercher les embrouilles plus que ça. Mon jour viendra. Je le fixe sans sourciller.

– Baisse tes yeux ! Baisse tes yeux, négro… Avance et va te nettoyer le cul…

Je regarde mes pieds et me dirige vers une douche.

Difficile de se laver avec les chaînes. Un moment particulier, le seul de la semaine en dehors de ma cellule et de la cour de promenade où je suis libre de toute entrave. D'autres protections sont mises en place. Une grille me sépare du gardien. Elle le protège. Chaînes et menottes ôtées, je peux prendre ma douche dans un espace où je suis invisible. Si le Chef Martin venait à entrer ici, il serait à ma merci.

Pas très cultivé le maton mais pas fou pour autant. Il connaît mon dossier. Quand je pète les plombs, impossible de me maîtriser. Il sait ce que j'ai fait à Durance mais il continue à me chercher. Le sentiment qu'il n'attend qu'une réaction de ma part pour me faire payer cher mes errances passées.

Mais je viens de découvrir une autre arme. Face à l'ignorance, la connaissance peut détruire un homme suffisant et limité comme le Chef Martin.

Garder cette faiblesse à l'esprit.

Le soir même, je demande à Jean des livres d'un autre genre.

– Quel genre ? Des romans ?

– Des choses sur la vie d'hommes importants, sur des gens qui pensent et écrivent sur les autres…

– J'ai sûrement des trucs en stock. Ça me fait plaisir que tu ailles dans cette direction.

– J'ai aussi une autre demande à te faire.

– Je t'écoute… mais je ne peux pas tout.

– Faut que ton collègue se calme. Chef Martin va trop loin. Je me fais injurier, menacer… limite frapper.

– C'est interdit.

– Je ne te parle pas de ça. Il doit comprendre qu'à la première occasion, je n'hésiterai pas.

– À faire quoi ? Tu sais que tu auras toujours tort.

– Je suis un miraculé mais sans aucune perspective. Je suis en cellule d'isolement à perpète. Qu'est-ce que je risque de pire ? Je ne reverrai jamais le ciel sans grillage, je n'irai plus jamais sur une plage… Mais j'aurai au moins supprimé de cette terre un enfoiré de raciste…

– Stop, Jeff ! Tu touches un cheveu d'un gardien et le peu de chose qui te tient encore en équilibre te sera supprimé. Réfléchis… Je vais essayer de lui en parler. Mais, s'il te plaît, fais profil bas.

– Qu'est-ce que j'ai à perdre ? Je n'ai rien.

– Plus de revues ni de livres. Plus de cahiers ni de crayons. Transféré dans une cellule sombre, humide sans sanitaires. Une simple planche recouverte d'une couverture crasseuse. Un seau pour pisser et chier. Une toilette rudimentaire par semaine. Plus aucun contact avec personne et interdiction aux gardiens de t'adresser la parole. Une heure de lumière par jour. Pas de promenade.

– Pas humain. Je ne crois pas que ce genre de traitement soit inscrit dans le code pénitentiaire.

– Qui te parle de code ? Moi, je te dis ce qui se passera en réalité… Pas en théorie… Tu touches un cheveu d'un gardien, tu paies le prix fort. Tu vivras comme un animal.

– Je sais ce que c'est. J'ai approché cet état.

Jean me détache de l'anneau du mur. Je vois qu'il est en colère. Il fait des efforts pour me maintenir la tête hors de l'eau. Il tente de m'aider à donner un vague sens à ma vie de détenu enfermé pour l'éternité. Il cherche à me transformer. Je ne comprends pas pourquoi il s'intéresse à moi. Qu'a-t-il à gagner ?

Sûrement rien.

Pas besoin d'un dictionnaire pour me donner la définition du mot *altruisme*.

*

Identiques, les semaines se suivent. Puis les mois. Jean a dû réussir à convaincre son collègue. Chef Martin ne vient plus aussi souvent. D'autres matons se relaient. Seul Jean est à temps plein dans ce quartier. Je vois des têtes différentes régulièrement. Pas le temps de faire connaissance, d'apprécier ou non le gardien.

De temps en temps, Chef Martin réapparaît. En fait, il a été affecté à une autre partie de la prison et assure le remplacement de ses collègues en vacances ou en maladie.

Il a perdu un peu de sa superbe et ne me cherche plus de poux dans la tête. J'ai toujours droit à « Jeff le Négro » mais ne pas le relever évite de l'irriter.

Chacun est sur son territoire et semble s'y tenir.

Je serai encore prisonnier ici quand il sera en retraite. Je ne sais pas combien d'années il lui reste… huit ou dix peut-être. Rien en comparaison de l'éternité.

*

1995 va être une année particulière. J'en suis certain. Aujourd'hui 1er janvier 1995, j'inscris le premier mot sur mon cahier. Peut-être suis-je enfin prêt.

En réalité c'est une phrase, une citation de Cicéron : *S'il ne se passe rien, écris-le pour le dire.*

Le sens est bien plus complexe qu'il en a l'air au premier abord. S'il ne se passe rien, je serai dans l'obligation de créer des événements, de structurer ma pensée, d'expliquer la non-action en fonction d'actions qui n'auront pas lieu, qui se sont passées dans un temps lointain…

Putain, ça m'embrouille complètement ce truc… Et pourtant, je le sens, je ne suis pas loin de la vérité.

13

2001

L'année anniversaire de mes vingt ans d'isolement.

Vingt ans de détention après ma grâce présidentielle. Aujourd'hui est le jour anniversaire de la mort de celui qui a signé le document de ma survie. Celui qui m'a condamné dans la foulée à une condamnation à perpétuité. Nous sommes le 8 janvier 2001. Cinq ans qu'il a rendu l'âme. Pas eu besoin de Louisette. Il s'est fait boulotter de l'intérieur. Un cancer, paraît-il.

Je ne lui en veux pas. Il croyait bien faire.

Comme tous les ans à la même période, Jean me dépose le journal de l'année écoulée.

– Merci, Jean. Je l'attendais avec impatience.

– Cela fait partie du rituel. Ton rythme de vie est bien rodé.

– Le tien aussi, je pense.

– Pour mon travail, oui. L'autre pan, celui de ma vie privée, c'est autre chose.

– Si tu veux, tu peux m'en parler.

– Non… non… Je reste dans le cadre de mon travail. Je fais bien la distinction entre boulot et vie personnelle.

– Ce qui n'est pas mon cas.

– Pas faux.

– Ton travail fait partie de ma vie privée.

– Je sais, j'en ai conscience. Bon… Il faut que j'y aille. Je reviens en fin de journée… Un nouveau gardien à te présenter.

– Augmentation d'effectif ?

– Non. Remplacement. Mutation.

Je me lève. Une pointe d'espoir au cœur.

– Martin se barre en retraite ? C'est définitif ? Il ne viendra plus me faire chier, même pour des remplacements ?

– Non… Ce n'est pas lui.

J'ai compris. J'ai lu dans ces yeux. Le coup de bambou.

– C'est toi qui pars ?

– Plus de dix ans que je suis gardien ici. On me propose un avancement. Mais il faut que je change de centre pénitentiaire. Je suis désolé mais je ne peux pas refuser.

On échange quelques banalités avant qu'il me retire les chaînes et qu'il parte voir d'autres détenus. Qu'est-ce que ça peut bien me faire qu'il se tire ? C'est un maton, un enfoiré de maton qui m'attache chaque fois qu'il doit me parler, qui me fout les chaînes pour parcourir les quelques mètres de couloir me séparant de la minuscule cour. Qu'est-ce que ça peut bien me faire ? C'est pas parce qu'il m'a redonné goût à la lecture, qu'il m'offre des revues, qu'il m'a permis d'écrire… que je vais… chialer sur son départ.

Putain ! Fais chier !

Envie de pleurer comme un gosse.

Je me cache sous mon drap en papier. Je ne veux pas qu'on me voie. Pourquoi c'est pas cet enfoiré de

Martin qui est muté ? Il a peut-être fait ce qu'il fallait pour que ce soit Jean. Il aura les mains libres. Il va revenir à temps plein dans mon quartier. Le remplaçant de Jean est-il pareil que Martin ?… Ou pire ? Je dois rester sur mes gardes.

Me ressaisir. Ne pas laisser paraître ma tristesse.

Je prends la revue sur les faits marquants de l'année écoulée. L'an 2000. Passage mythique d'un millénaire au suivant. Mais il semble que le vrai basculement ne serait pas l'année 2000 mais 2001. L'an 0 n'a jamais existé. C'est l'an 1 qui est pris en considération. Purement symbolique tout ça. Le calendrier musulman ne fonctionne pas de la même façon. Pour les adeptes de l'islam, nous sommes en 1420 et non en 2000. Sans parler du temps astronomique chiffré en milliards d'années.

Je lis les entrées principales. Deux retiennent mon attention : le 17 janvier : *Publication du livre « Médecin-chef à la prison de la Santé », de Véronique Vasseur. Ce livre dresse un constat alarmant sur l'état des prisons françaises* et le 6 mars : *Publication de la loi visant à renforcer le rôle de l'école dans la prévention et la détection des faits de mauvais traitements à enfants.*

Je les lirai en premier.

C'est moche, tout ça.

*

Le repas du soir est servi en retard. Le temps nécessaire pour que Jean présente son remplaçant aux autres détenus. La tournée des popotes. *Salut, les mecs, voilà Machin-truc, le gardien qui prend ma place. C'est un mec bien. En réalité, c'est un gros con. Pire que Chef Martin. Il est aussi con et vulgaire que lui, mais, en plus, il mord comme un pitbull. Il a goûté au sang et il vous fera gicler le vôtre si vous ne lui obéissez pas.*

J'entends la clé dans la serrure. La porte s'ouvre. Rituel. Mise des entraves.

Jean dépose mon plateau-repas sur la table en béton.

– Mon remplaçant arrive dans quelques secondes. Ne te fais pas de bile pour ça.

– Pourquoi c'est pas Martin qui part ?

Pas le temps de répondre. Le nouveau gardien vient d'entrer.

C'est une surprise. D'abord son envergure. Une force de la nature, ce mec. Double mètre au moins. Des bras comme mes cuisses.

Mais surtout, il se distingue par sa couleur de peau.

Un maton black.

J'ai envie de pouffer de rire.

– C'est le Chef Martin qui doit être ravi... Désolé de ne pouvoir vous serrer la main mais j'en suis empêché.

Je lève les chaînes pour illustrer mes paroles.

Pas vraiment de sourire. Ce mec se la joue professionnel. Sans le moindre sentiment apparent. Il me lâche juste un :

– J'ai lu votre dossier, monsieur Jefferson Petitbois.

OK. Je la ferme. J'ai tout le temps nécessaire pour te connaître aussi.

– Comment je dois vous appeler ? Chef ? Gardien ?

Il me fixe avec intensité.

– Monsieur... Ce sera très bien. Et pas de tutoiement. Pareil pour moi. Je vous respecte en tant qu'individu. Je me tiendrai aussi au vouvoiement.

Quel âge a-t-il, ce blanc-bec ? Vingt-cinq, peut-être ? Il est tout frais émoulu de l'École nationale d'administration pénitentiaire. Il ne connaît pas grand-chose à la vie. C'est pas parce que je viens de me faire vingt ans d'isolement que j'en sais moins que lui. J'aurais des choses à t'apprendre. P'tit con. Je lis, je me cultive… J'apprends plein de trucs.

Il sort le premier. Grille verrouillée. Avant que Jean ne ferme la porte de la cellule, je l'interpelle :

– Je peux te poser une question, Jean ?

Je me tiens aux barreaux. Il ne bouge pas. Distance de sécurité respectée.

– Dis-moi franchement. C'est toi qui as voulu partir ou on te l'a demandé… ou imposé ?

– Je n'ai pas à te répondre.

Un bref instant. Le temps d'un éclair. J'ai lu dans son regard. Il y a quelque chose. Impossible de me le dire. Je l'ai senti brutalement empreint d'une énorme fatigue, un truc sur les épaules qu'il ne peut pas supporter. Pas la force pour ça.

– T'es malade ? Gravement malade, Jean ?

– Tous les ans, à la même période, tu continueras à recevoir la revue des faits marquants de l'année. Ça, je te le promets.

Il se retourne et ferme la cellule à double tour.

Un vide. J'ai l'étrange sensation que je ne le reverrai jamais. C'est difficile d'imaginer qu'on a face à soi un être vivant et que, dans la seconde, la minute, l'heure ou les jours suivants, il sera mort. Le cœur ne bat plus, le sang ne circule plus, le cerveau ne pense plus. Tout s'éteint.

Ce soir, j'ai pas faim.

Je laisse le plateau sur la table. Germaine, la huitième du nom, va se régaler. Elle fera sûrement des allers et retours pour faire du stock. Elle devrait bientôt avoir une nouvelle portée. Elle est déjà loin, la première fois où elle est venue. Pas vraiment elle. Germaine Première est morte depuis longtemps. Elle, c'est la huitième génération à squatter chez moi. Tant qu'elle vit, les petits font leurs trous ailleurs. À la fin de son existence, l'une de ses filles prendra la relève. Je ne sais pas comment se fait le choix ni pourquoi elles continuent à se relayer. La maison est bonne. Ça doit être ça. Il y a de quoi manger ici.

Je m'allonge et laisse vagabonder mon esprit.

J'ai tué des gens. Max pensait qu'ils le méritaient tous. Moi, je suis persuadé que non. Un choix dicté par le hasard… C'est dur de penser ça. Le hasard… Quelle était la probabilité pour que mon arme s'abaisse sur ce mec-là ou sur un autre individu ? Infinitésimale. Et pourtant, ces gens sont morts.

Je n'ai jamais pensé à leurs proches, à la perte émotionnelle que j'allais occasionner.

Jean s'en va et cela m'attriste.

Quel con je fais !

Si Max était à mes côtés, il serait en colère. Il m'expliquerait que l'homme n'a aucune valeur. Ce n'est pas le sang, la chair, qui importent, mais la représentation, la symbolique de la vie. Seul Dieu a le pouvoir de vie ou de mort. C'est ce que Max croyait… J'y ai cru aussi. Je suis le disciple de sa chapelle. J'ai participé aux rituels…

Ensemble, on a été loin… très loin…

Cette nuit, j'ai mal dormi.

Max est revenu à plusieurs reprises. Je l'ai repoussé comme je l'ai pu. Il n'a pas changé. Toujours le même. Pas vieilli. Son corps a disparu mais son âme est toujours présente. Elle me suit, me hante…

ne me quittera jamais. Plus qu'un souvenir, je la sens à mes côtés. Il faudrait peu de chose pour qu'elle se matérialise, qu'elle reprenne son corps d'origine.

Je résiste parce que je ne veux pas qu'elle soit enfermée dans cette geôle. L'âme, les pensées doivent pouvoir fuir, traverser les murs. Vivre libres… Même si le corps ne le peut plus.

Régulièrement, je pars d'ici. Je passe entre les barreaux de la fenêtre et vais flâner sur la plage. De préférence, les nuits de pleine lune. Rien de maléfique. Pas de loup-garou. La lumière est simplement différente. Un blanc métallique. Les rayons du soleil se reflètent dans l'astre de la nuit et perdent de leur chaleur en arrivant sur terre. La lumière se trouve changée. Le jaune devient blanc. La chaleur, fraîcheur.

J'aime cette ambiance. Une fin crépusculaire. Tout un symbole.

Je marche sur le sable. Je n'ai pas de corps mais vois les traces laissées par mes pieds nus. Une fine épaisseur d'eau salée se meurt avant d'atteindre la grève. Elle pénètre dans le sable et disparaît avant qu'une autre vaguelette n'arrive. Les sons sont légers. Je devine au loin les grondements des vagues sur les rochers.

Je regarde la mer. Derrière moi, le pénitencier. Devant, l'immensité de l'océan. La liberté.

Vingt ans que je suis dans cette cellule de moins de dix mètres carrés.

Vingt ans, à raison d'une heure par jour, que je tourne comme un rat dans cette cour. J'ai marché 7 305 heures depuis mon arrivée ici pour 168 015 heures dans ma cellule… Un paquet de minutes et des centaines de millions de secondes.

C'est idiot de compter lorsqu'on a l'éternité devant soi.

J'ai quitté la plage et suis revenu sur mon lit. Je ne peux toujours pas dormir.

Je me lève et fais une série de pompes. Puis une autre d'abdominaux. J'alterne avec des sauts et des flexions. Je recommence encore et encore. Jusqu'à épuisement. Je m'affale sur le sol froid.

Lorsque l'heure du petit déjeuner arrive, j'ai réintégré mon lit. Aucun souvenir. Un réflexe… Il faisait frisquet sur la plage.

J'ai des courbatures. Un mal salvateur. Si je sens les douleurs, c'est que j'existe toujours.

La trappe en bas de la porte s'ouvre. J'entends le nouveau gardien m'appeler.

– Petit déjeuner !

Je saute du lit aussi vite que je peux. Je m'allonge sur le sol, tête contre la grille.

– Monsieur ? Monsieur ? S'il vous plaît ?

– Qu'y a-t-il ? Faites vite, vous n'êtes pas le seul à attendre un plateau.

– Jean… Le gardien Jean Dumont… Il revient quand ?

– Jamais. Il a quitté son service hier soir. Je croyais que vous aviez compris.

Je reste sans voix.

Machinalement, je tire mon plateau vers moi.

La trappe se referme puis s'ouvre de nouveau.

– J'allais oublier. Va falloir être un peu plus présentable, monsieur Petitbois. À dix heures, je viens vous chercher.

– L'heure de la promenade a changé ?

– Non. Vous avez un parloir.

La trappe se ferme d'un bruit sec.

Je n'ai jamais eu de parloir. Pas de famille ni d'amis… Jamais revu un avocat depuis mon procès sur la raclée infligée au Chef Durance. Doit être mort celui qui a participé à ma condamnation à la peine capitale.

Qui peut vouloir me parler ? Peut-être que Jean a eu cette idée pour me causer de sa maladie…

Peut-être que Max est toujours vivant et qu'il a réussi à me retrouver. Non, ça, c'est pas possible. Max est mort.

J'espère que ce n'est pas l'aumônier Joseph. Lui non plus, je ne l'ai jamais revu. Il aurait aimé me balancer sur le crâne quelques gouttes d'eau bénite au moment où ma tête serait tombée dans le panier en osier. Un déçu de plus.

Je suis excité comme jamais je ne l'ai été depuis vingt ans.

14

Ni Max ni avocat. C'est tout ce que je sais quand je sors de ma cellule.

Vingt ans que je suis ici et c'est la première fois que j'emprunte ces couloirs. Pas besoin d'aller ailleurs que ma piaule, la douche et la cour de promenade. Je ne rencontre jamais personne et ne suis en relation qu'avec les matons. Jamais malade. Pas de contact avec des médecins. Aucun contrôle médical. On m'apporte tout ce dont j'ai besoin : nourriture, eau, nécessaire de toilette. Le strict minimum.

Mes seuls contacts avec l'extérieur sont les revues que m'offre Jean. Je connais le monde avec un décalage d'un an. Mieux que rien.

Heureusement, j'ai un accès illimité aux livres de la bibliothèque. Il suffit que je choisisse dans la liste et que je fasse une demande par écrit pour recevoir les bouquins.

La plupart du temps, on m'ignore et je suis bien content comme ça.

Marcher dans des lieux inconnus est inquiétant. On perd rapidement ses repères. Au fond du couloir du quartier d'isolement, je monte un escalier. Pas facile avec la chaîne aux pieds, reliée aux menottes. Impossible de faire de grands pas. Inhumain et dégradant. Je ne suis même pas certain que ce soit réglementaire. Être enchaîné depuis autant d'années pour chaque déplacement ou contact avec des gardiens ne me semble pas être en phase avec les droits de l'homme, fût-il un criminel.

À qui pourrais-je me plaindre ?

À l'étage, j'entre dans un premier sas. Monsieur, le nouveau maton, me laisse à l'un de ses collègues. Il viendra me reprendre quand l'entretien sera terminé.

Entretien ? Je n'ose pas demander en quoi cela consiste. Je suis comme un gosse qui sait qu'il va recevoir une surprise pour son anniversaire. Je n'ai jamais vécu ça puisque je ne me souviens pas qu'on ait fêté une seule fois mon anniversaire, mais Max m'en a parlé... Max m'a tout appris... Presque.

Je passe devant des cellules où des détenus sont enfermés. Il y a du bruit, des cris. L'odeur est désagréable. Mélange de pisse et d'humidité. Mon isolement paraît plus confortable. J'ai le silence.

Un nouveau sas. Promiscuité. La seconde grille ne s'ouvre que si la première est verrouillée. Dispositif de sécurité. Je crois reconnaître des caméras. Je ne sais pas qui déclenche les ouvertures. Un système automatique ou bien un maton à distance. Le gardien qui m'accompagne me fait avancer ou me retient à l'approche des portes et selon la configuration des couloirs.

– Vous savez qui veut me voir ?

– Je ne sais rien, moi. Suis juste venu vous chercher pour vous amener au parloir n° 2. Rien de plus. Vous verrez bien quand vous y serez.

Je suis rapidement perdu et je serais bien incapable de retourner à ma cellule tout seul.

Mon gardien « accompagnateur » ouvre enfin une porte différente des autres. Il me la fait passer et me dit de me foutre à poil.

– Fouille au corps. Obligatoire avant le parloir. Idem à votre sortie.

Je m'exécute. Tant que ce n'est pas Martin qui s'en occupe, je n'ai rien à craindre. Avec le temps, j'ai appris à ne plus me formaliser de ce genre de chose.

Nu, les jambes écartées, les mains contre le mur, j'attends sans les chaînes. Parfois, on me demande de me baisser et de pousser comme si j'allais aux toilettes. Au cas où j'aurais caché un truc.

C'est rapide. Pas de geste déplacé. Les gardiens semblent sympathiques ici.

Je me rhabille et j'entre dans le parloir. La pièce est petite mais il y a la place pour une table et deux chaises. On me fait asseoir sur l'une d'elles. Retour des entraves. Chaîne cadenassée à un anneau fixé au centre de la table en béton, elle-même boulonnée au sol. Pas de danger que je me sauve.

Ma chaise est inconfortable. Celle d'en face paraît moelleuse. Mon interlocuteur n'est pas n'importe qui.

J'attends encore. Habitude. Je ne suis pas pressé même si je suis impatient de découvrir qui veut me voir.

Je sens son parfum avant de la voir… Ce n'est pas un homme mais une femme.

Vingt ans que je n'en avais pas vu une en vrai. Ça fait drôle. Ça renforce mon inquiétude.

Je la dévisage. Elle n'est pas jeune. La cinquantaine… dans ces eaux-là. Ses cheveux sont remontés en chignon. Son air sévère est accentué par des lunettes. Veste et pantalon stricts. Elle n'est pas grosse mais pas mince non plus. Les formes sont là bien qu'elle tente de les cacher.

Deux décennies sans la moindre caresse… sans le moindre contact de ma peau avec une autre… Et pas eu le temps de vivre grand-chose avant mon incarcération. Je ne suis plus vierge. OK. Mais les expériences vécues avant mes seize ans sont plutôt limitées.

Pas très belle, celle-là… mais c'est une femme quand même.

Vingt ans à imaginer.

Je reste sans voix.

Je ne baisse pas les yeux. J'observe le moindre de ses gestes. Elle le sait.

Elle pose un carton de déménagement sur la chaise. Elle en sort un dossier cartonné, un grand carnet et un stylo. Plus étonnant, elle en extrait aussi un réveil qu'elle pose sur la table de façon à ce qu'il soit vu de nous deux. Elle met en évidence un petit appareil d'enregistrement dirigé vers moi.

J'ai l'impression d'être revenu deux décennies en arrière, lors de mes interrogatoires avant le procès. Ça ne va pas recommencer. Je sens la panique me vriller le ventre.

Je tire sur les chaînes. J'aimerais sortir de là. Je tends la main vers l'enregistreur.

– J'ai rien à dire !

Elle sourit et s'assied.

– Ce n'est pas un interrogatoire, monsieur Petitbois. L'enregistrement n'est pas obligatoire. Si vous le désirez, je ne mets pas en route le magnéto.

Je hoche la tête. Pas de ça.

– OK. Pas de souci, monsieur Petitbois.

Elle le déplace de quelques centimètres.

Elle me regarde plusieurs secondes sans rien dire. Je suis mal à l'aise. J'aimerais retourner dans ma cellule. J'ose pas le demander. La curiosité est plus forte.

Je baisse les yeux. Ce n'est pas un jeu… En tout cas, moi je ne veux pas jouer.

– Je me présente. Marie-Jeanne Delaboissière. Delaboissière, en un seul mot.

Je ne réponds pas. Rien à dire. Elle se sent donc obligée de continuer.

– Je suis psychiatre.

Je hausse les sourcils.

– Je n'ai pas demandé de psy. J'en ai déjà vu des tas… Il y a longtemps. Pas besoin. Je vais très bien et suis satisfait de ma condition.

– Je n'en doute pas, monsieur Petitbois… Puis-je vous appeler Jefferson ?

– Je connais toutes vos astuces, madame. Mon prénom ? Pour être plus proche et pour mieux me faire dire des choses que je ne pense pas. C'est ça ?

– On ne commence pas sur de bonnes bases.

– Qui vous dit qu'on a commencé ? Pas envie que vous fouiniez dans mon cerveau.

– Il n'est pas question de cela, Jefferson.

– Monsieur Petitbois, s'il vous plaît.

Son regard se durcit. Aucune familiarité. Elle pose les paumes sur le dossier cartonné. Elle esquisse un sourire puis se ravise.

– OK. Laissez-moi quelques secondes pour vous expliquer les raisons de ma présence et le travail que je souhaite faire avec vous. Je peux ?

Je montre mes chaînes.

– Pas le choix.

– Je vous remercie.

Elle ouvre le dossier.

– Volontairement, je ne sais pas grand-chose de votre histoire. Je vous expliquerai tout à l'heure pourquoi j'ai fait ce choix. Ce que je sais, c'est que vous avez été condamné à la peine capitale et que vous avez été gracié. Votre peine a été commuée en réclusion criminelle à perpétuité. Bientôt vingt ans. Pour le moment, ai-je bon ?

Je cligne des yeux.

– Avez-vous une idée d'une date possible de sortie ?

– Vous avez de l'humour, madame. Perpétuité ! Vous savez ce que cela veut dire ?

– C'est un terme juridique. La véritable perpétuité n'existe pas… ou si rarement que je n'ai pas trouvé de cas effectif en France. Il y a toujours des remises de peine possibles.

– Pas au courant.

– Je suis là un peu pour ça. Pour vous aider à vous projeter vers une sortie éventuelle. Pas tout de suite. Pas de faux espoirs. C'est un objectif à long terme… sûrement à très long terme. Mais pour pouvoir l'imaginer un jour, je dois donner un avis circonstancié…

– Circonstancié ?

– Oui. Je dois étayer mon avis. Expliquer et détailler les arguments favorables ou non à votre libération.

Je reçois ces mots comme une gifle. Un fol espoir de sortir mais aussi une trouille terrible. Des images violentes s'affichent dans ma tête. J'ai peur.

– Pas de panique, Jefferson. Ni de faux espoirs. L'objectif est là, très loin mais pas inaccessible. Aujourd'hui est juste une prise de contact. J'ai simplement besoin de votre accord.

Mon accord ? Mon accord ? Pour quoi faire ? Je ne comprends pas le deal. Que dois-je faire ? Et puis sortir, je n'avais pas pensé que ce soit possible un jour. Qu'est-ce que je ferais dehors ? Max est mort.

Je ne réponds pas. Je ne peux pas.

Je lève les bras au maximum des possibilités laissées par les chaînes.

– Avez-vous le pouvoir de me faire retirer ça ?

– Peut-être.

Elle baisse les yeux et ouvre le dossier.

– J'ai très peu d'éléments sur vous. Quasiment rien. Je ne connais même pas votre date de naissance.

– Normal.

Elle relève les yeux vers moi en signe d'interrogation et m'incite à poursuivre.

– Normal… Je ne la connais pas non plus. Sur ma fiche, il est inscrit le 15 juillet 1963, mais je ne pense pas que la date soit bonne. Pas sûr de l'année non plus. Peut-être un an de plus ou de moins. Pas vraiment d'importance d'ailleurs.

– Si. Très important en réalité. Pas par rapport à l'état civil, je suis d'accord. Ce qui symbolise en premier lieu une personne, ce sont ses date et lieu de naissance. L'endroit est flou aussi ?

Bien sûr que c'est opaque tout ça. J'en sais foutre rien de mon lieu de naissance.

– Vous êtes-vous posé la question sur l'origine de mon nom : Petitbois ? Si j'avais été trouvé dans un champ ou sur le bord d'une route, j'aurais un autre nom.

Je regarde l'heure sur le réveil. Déjà un quart d'heure que je suis là. Je sens un coup de fatigue. Je ne veux pas me souvenir.

– De toute façon, j'étais bébé. Je ne peux pas me souvenir. Alors, on s'en fout un peu de mon lieu de naissance et encore plus de la date. Je suis là, vivant, emprisonné à vie… Ma mort n'aura pas plus d'importance.

– Détrompez-vous, Jefferson. Parce que, entre votre naissance et votre mort, une vie sera passée. La vôtre.

Et malheureusement pour certaines personnes, elles ont croisé votre chemin.

*

J'ai fermé mon cerveau à toute nouvelle intrusion. Je n'ai plus rien dit. La psy a jugé que c'était suffisant pour cette fois. Elle m'a dit qu'elle reviendrait. Je ne le crois pas.

Je suis retourné dans ma cellule en traînant les pieds. Fouille, couloirs, escaliers, sas. Claquement de portes, verrouillage de grilles. Odeur de pisse. Cris de folie de détenus en complète déconfiture mentale. Ce sont eux que la psy devrait aller voir. C'est la misère ici.

Pourquoi m'a-t-elle remis ces trucs-là dans la tête ? Je croyais avoir effacé de mon cerveau tout un pan de ma vie. En réalité, il était rangé dans un tiroir. Pas assez verrouillé. La psy a réussi à le décadenasser et voilà que des choses veulent sortir.

Je m'allonge sur mon lit. Les mains sur les yeux, je sens une immense tristesse. Envie de pleurer. Trop petit pour se souvenir. Je ne peux raconter que ce qu'on m'a dit… au foyer Sainte-Anne.

En fin de nuit, un fermier rassemble ses vaches pour la traite du matin. Comme d'habitude, son chien participe au regroupement des bêtes. C'est le milieu de l'été. Brusquement, plutôt que de rabattre une vache dans la direction de l'étable, le chien part dans l'autre sens et entre dans le bosquet délimitant une partie du pâturage. Le fermier entend son chien aboyer. Il n'arrive pas à le faire revenir, alors il le rejoint pour comprendre pourquoi il lui a désobéi. Il le trouve devant un arbre. Au pied d'un chêne, il découvre un bébé enveloppé dans une couverture. Il ne braille pas… peut-être est-il déjà mort.

Par acquit de conscience, il le prend dans ses mains et découvre qu'il est toujours vivant. Il le ramène à la ferme et le donne à sa femme, étonnée par ce cadeau surprise. Lui, il repart à ses vaches. La traite n'attend pas.

On était le 30 juillet. C'est en m'examinant à l'hôpital public où la fermière m'a déposé, abandonné, que ma naissance fut estimée à une quinzaine de jours auparavant.

Je suis donc né officiellement le 15 juillet 1963. J'ai pris le nom de Petitbois en référence au lieu où j'ai été trouvé, au pied d'un chêne. J'aurais pu m'appeler Duchêne, Dubosquet… Delavache… ou bien Duchien…

J'ai été un enfant abandonné… Ce ne serait pas la seule fois.

15

Quand j'ai ouvert un tiroir de souvenirs, des mélodies en sont sorties. Je m'aperçois que je n'ai pas écouté de musique depuis que je suis incarcéré. Comment ai-je pu oublier ça ? Pas de télé ni de radio. OK. Pas besoin. Je pourrais peut-être négocier un appareil pour écouter de la musique. En plus des menottes, j'ai peut-être un autre deal à passer avec la psy.

Un jour, en revenant de ma promenade, j'ai vu Monsieur avec des écouteurs et un petit boîtier à la ceinture. Il avait fini son service. J'ai entendu les vibrations. Je peux demander la même chose en échange de confidences.

Des jours que j'attends une nouvelle convocation au parloir n° 2. Pour la première fois depuis ma détention, je trouve le temps long. J'en profite pour écrire à Jean. J'espère qu'il va bien. Quelques semaines après son départ, j'ai reçu un courrier de sa part. Il écrit bien. Il me disait que sa santé était au top. Que je n'avais pas à m'inquiéter. Il espérait que Monsieur était sympa et que Chef Martin n'était pas trop agaçant. Ce que ne sait pas Jean, c'est que son départ a provoqué une augmentation du temps de présence du Chef Martin dans mon quartier. Un retour de plusieurs années en arrière.

Je n'ai pas répondu tout de suite à son courrier. Pas envie de lui raconter quoi que ce soit.

Peut-être pas vraiment la capacité de le faire.

Puis, j'ai fini par me lancer.

Bonjour Jean,

Je sais bien lire maintenant. Je comprends quasiment tout. Quand j'ai un problème ou une hésitation sur le sens, je regarde dans l'encyclopédie. C'est plus compliqué que le dictionnaire mais vachement intéressant. Là, j'avoue, je dois me concentrer pour bien comprendre ce que je lis.

Je pense beaucoup à toi et te remercie encore de ton aide. Comment vas-tu ? Ta santé ? Travailles-tu encore ?

Un gars ne devrait pas dire ça à un autre, mais tu me manques. C'est bien sûr dans la tête. Tu vois ce que je veux dire.

Chef Martin est toujours aussi con. C'est un homme méchant et raciste. Il ne m'aime pas, pas pour ce que j'ai fait mais pour ce que je suis : un Noir, un meurtrier noir. Monsieur, lui, il fait son boulot sans conviction. Chef Martin ne doit pas l'aimer non plus. De toute façon, ce type n'aime personne. Le jour où il mourra, je ne pleurerai pas. Au contraire, je danserai dans ma cellule à défaut de le faire sur sa tombe.

J'ai une grande nouvelle à t'annoncer. Une psy, une femme du nom de Marie-Jeanne Delaboissière, a souhaité me rencontrer. Elle m'a dit qu'il y avait une possibilité que je sorte un jour de prison. Pas tout de suite. Dans longtemps. Elle peut m'aider à condition que je lui fasse confiance. Elle va voir aussi si je peux être dispensé des chaînes. J'ai pas compris ce qu'elle voulait exactement de moi. Je crois qu'elle aimerait que je

parle de mon enfance, de ma courte existence d'avant la prison... J'ai pas envie. Je ne veux pas reparler de tout ça ni m'en souvenir. Mais c'est déjà trop tard. Des choses sont remontées dans ma tête et je me sens perturbé. Je dois la revoir bientôt... Je ferai un deal avec elle. Je parle un peu et elle me fournit de la musique. J'ai pas osé demander à Monsieur et encore moins à Chef Martin à quoi j'avais droit. Dis-moi ce que je peux réclamer ?
J'ai aussi une autre demande à te faire. Te serait-il possible de me trouver la revue des faits importants de l'année 1963 ?
Si c'est difficile, pas grave. Tu sais que je n'ai pas d'argent. J'ai même pas de quoi me payer un timbre pour l'enveloppe. Est-ce que je pourrai te rembourser un jour ? Peut-être quand je serai dehors, en faisant des petits boulots pour toi. Tu me diras.
J'attends ton courrier.

Jeff.

Je recopie l'adresse que Jean a indiquée dans sa lettre et colle le rabat. Je donne le courrier à Monsieur qui me promet de l'envoyer malgré l'absence de timbre.
– Vous savez qu'il va payer une taxe supplémentaire pour défaut d'affranchissement ?
– Oui. Mais il a accepté.
– Si vous le dites.

Je tourne en rond dans ma cellule durant de longues minutes. Je suis nerveux. Comme si quelque chose me manquait. J'aimerais recevoir une lettre de Jean tout de suite alors que je viens à peine d'envoyer la mienne. J'aimerais écouter de la musique alors que je n'ai rien demandé encore... Je crois que j'aimerais revoir le psy. Tout compte fait, elle est là pour moi. Tout le temps que je passerai à lui raconter des trucs, elle m'écoutera. Seul Max savait le faire.

Je finis par me calmer et par m'allonger avec une revue dans les mains. Je cherche un chapitre intéressant en fonction des titres.

À peine ai-je tourné quelques pages que j'entends la serrure s'actionner et la porte de ma cellule s'ouvrir. Chef Martin apparaît, tout sourire. Je n'aime pas quand il fait cette tête. C'est pas bon.

Il tapote les clés sur les barreaux de la grille.

– Allez, négro… Lève-toi, mains dans le dos, paumes vers le ciel et tu recules jusqu'à la grille. Menottes avant sortie.

– C'est pas l'heure de la promenade, Chef Martin. Et pourquoi les mains dans le dos ?

– Qui te parle de balade ?

– Un parloir alors ?

– Non… Viens là, bordel !

Je m'exécute. Pas la peine de l'énerver encore plus. Il n'est pas de bon poil. Lors de ma mise sous entraves, je sens son regard méprisant. Son souffle est rageur. Je sens qu'il essaie de maîtriser ses gestes. Il me sort de la cellule et me pousse dans le couloir.

– Pas par là, négro. De l'autre côté.

– La cour de promenade et l'escalier pour le parloir, c'est bien de ce côté.

– Je t'ai dit qu'on n'allait pas par là. On va à la douche.

– C'est pas le jour.

De tout son poids, il appuie son avant-bras sur ma gorge m'obligeant à reculer contre le mur de la coursive.

– Tu fais vraiment chier, négro. Alors, tu vas là où je te dis d'aller. À la douche.

Je soutiens son regard.

– Faut arrêter de m'appeler négro…

Pression plus forte sur ma gorge.

– C'est pas un petit négro de merde comme toi qui va me dicter comment je dois l'appeler. Et puis, tu dois finir tes phrases par Chef Martin ou la fermer.

En une fraction de seconde, des flashs m'explosent dans la tête. Des images furtives de visages en sang. Une immense colère au fond des tripes. L'odeur du sang ne s'oublie pas. Je lève les mains devant mes yeux. Couteau dans une main. Chairs sanguinolentes dans l'autre. Envie meurtrière. Le Chef Durance est resté handicapé, lui, c'est le tuer qui me vient soudain en tête.

Je cligne des paupières. Visage du maton à quelques millimètres du mien. Poignets fixés dans le dos et chevilles menottées. Je ne peux rien faire. Mais la colère est bien là.

– T'as perdu ta langue, négro ?

– Va… te… faire… foutre… Chef Martin.

Le premier coup me plie en deux. Le genou m'atteint au niveau de l'estomac. Je suis incapable de répliquer. Un second coup au visage me fait tomber. Il s'acharne et m'assène plusieurs coups sur les membres inférieurs. Moins de traces, plus douloureux.

Il est fou furieux.

D'une main, il me tire la tête en arrière en agrippant les cheveux.

– Tu voulais danser sur ma dépouille, petit enfoiré de négro. Tu croyais peut-être que je te laisserais faire. Après la douche, tu ne pourras plus te lever pendant plusieurs jours. Ce n'est pas une promesse que je te fais mais une annonce… Tu croyais peut-être que le courrier sortait d'ici sans être lu… Tu l'as fait exprès. Tu m'as cherché. Tu me trouves.

Il saisit la chaîne reliant mes chevilles et me traîne jusqu'aux sanitaires. Je me cogne à plusieurs reprises. Je sens une douleur terrible se former dans mon ventre. Je me vois le tuer… à petit feu. Je prends mon temps… le fais souffrir…

Couloir d'accès aux douches.

Chef Martin me lâche enfin. Je rampe comme je peux contre un mur. Aucune échappatoire possible. Pas de refuge.

– C'est pas avec un bout de savon ni un jet d'eau tiède que je vais t'enlever ta crasse. Faut quelque chose de plus puissant pour te faire changer de couleur. Je vais te virer le noir de la peau.

À l'aide de son passe de secours, il déverrouille la cage de la lance à incendie.

– Pas ça, Chef Martin. Pardon… Je vous demande pardon.

– Trop tard. Je vais t'apprendre à me respecter. Oui, je prendrai mon temps et te ferai souffrir.

J'ai déjà vécu ça. Blocage de la respiration. Sensation que le corps se déforme sous la puissance du jet. L'eau est glacée. Je me mets en boule, tente de me protéger comme je le peux. Avec les mains dans le dos, pas facile. Je relève les genoux. Pas suffisant. Je hurle, appelle à l'aide. Personne ne m'entend ou ne veut m'entendre. Je sens une côte se tordre. La douleur est terrible. La protéger. Faut pas que le jet revienne dessus.

Je tremble de tout mon corps. Je vais mourir… c'est sûr. J'entends quelques rires, des mots épars… *Crève ! Négro ! Danse ! Danse !*

Les secondes sont longues…

Le jet se déplace, cherche les points sensibles. J'ai toujours un temps de retard sur lui. Impossible de me protéger. Alors, quand il touche de nouveau les côtes, je n'entends plus rien. Seul le silence. La nuit vient de tomber et, avec elle, les sons et les images de la prison disparaissent.

Le temps ne se mesure plus.

Le visage de Max. Son large sourire m'illumine. J'aimerais qu'il me parle, me réconforte… Peu à peu, il s'éloigne. Je tente de le retenir avec la main. Une simple image. Lui aussi disparaît.

*

Quand j'ouvre les yeux, c'est un autre visage noir qui me regarde. Pas de sourire. Juste deux gros yeux impassibles qui me scrutent.

– Ça y est. Revenu parmi nous ?

Je ne peux pas parler. Bouche sèche. Une râpe au fond de la gorge. Ma respiration est courte. Un peu plus forte et les douleurs dans les côtes se réveilleront. Mes jambes sont tuméfiées. Mais la pire des souffrances est celle qui me reste dans la tête. Des choses se sont réveillées.

– Pourquoi avez-vous écrit des trucs sur Martin ? Vous avez vraiment cherché les emmerdes.

Je hausse les épaules. Pas trop.

Monsieur se lève et quitte la cellule de l'infirmerie.

Je ferme les yeux et tente de m'endormir. Je sombre dans un monde glauque. Des pans entiers de ma vie d'avant me reviennent en mémoire. Cet enfoiré de Martin les a fait resurgir. Pas bien… Pas bon pour lui.

Je reste plusieurs jours à l'infirmerie. Je me refais une santé.

Durant toutes ces années d'enfermement, j'ai appris la patience. Je sais à quoi correspondent une seconde, une minute, une heure. J'ai su apprivoiser les jours puis les semaines. Je sais ce que veulent dire un mois, une saison, une année… des années.

Pour la première fois depuis vingt ans, j'ai envie de sortir de cette geôle. Cela prendra encore des années. Mais je finirai par sortir.

Je viens de me faire cette promesse… et, avec elle, vient tout un chapelet de résolutions.

Max, tu me manques.

*

Lorsque je retrouve ma cellule, je boite encore et mes côtes sont toujours douloureuses.

Une lettre m'attend sur ma table en béton.

Elle date de plusieurs jours. La réponse de Jean.

Il me dit que mon courrier précédent a été censuré. De nombreux mots et quelques phrases ont été noircis. Il m'explique que le courrier est lu avant le départ de la prison ainsi que celui qui y entre. Rien ne doit porter atteinte à l'intégrité du personnel pénitentiaire, à la prison elle-même ni à des opérations criminelles ou projets d'évasion.

Si je ne le savais pas avant, maintenant, je crois avoir compris le message. Je continue à apprendre.

Jean me dit aussi qu'il continuera à me fournir les revues. Il a trouvé celle de l'année 1963. Je vais bientôt la recevoir. Quant à l'affranchissement des courriers, il va m'envoyer un colis avec du papier, des enveloppes, des stylos et un carnet de timbres.

Il me dit aussi que la musique est un bon moyen d'évasion pour l'esprit. Une négociation avec la psy lui semble possible pour obtenir du matériel : casque et baladeur.

Le plateau-repas du dîner arrive à l'heure. C'est Monsieur qui me le glisse dans la trappe. Je n'ose pas lui demander où est cet enfoiré de Chef Martin. Je le saurai bien assez vite.

Je garde quelques miettes de pain et quelques grains de riz pour Germaine Huitième. Je ne sais pas comment elle a survécu durant mon absence.

J'aspire à un retour à la normalité, au rythme habituel. Je sais que ce ne sera plus jamais comme avant. Quelque chose s'est brisé en moi… S'est brisé ou s'est reconstitué.

Au moment de rendre mon plateau, Monsieur m'annonce un parloir pour le lendemain matin… Parloir n° 2.

16

Je ne me suis pas aperçu du temps écoulé entre les deux visites. Un mois. C'est long. Mais pas vraiment en fait. Ce n'est pas moi qui suis demandeur, c'est elle.

Marie-Jeanne Delaboissière me sourit le temps que le gardien m'installe sur la chaise et m'attache à la table fixée au sol. Contrairement à la première fois, la psy était déjà là avant mon entrée dans le parloir. Je remarque sa tenue vestimentaire : identique à la fois précédente. Aucune importance.

J'attends qu'elle parle la première. Faut bien dire quelque chose pour lancer la conversation. Pas possible d'attaquer sans préliminaires. J'espère qu'elle ne va pas parler de la météo ni du temps qui passe sans qu'on s'en aperçoive.

Si elle fait ça, je demande au gardien de me ramener dans ma cellule. Dans ce cas, rien à faire avec elle.

Elle m'observe quelques secondes. J'en suis presque gêné.

Elle me dit :

– J'ai appris pour la douche.

Je ne m'y attendais pas.

– Qu'est-ce qu'on vous a raconté ? Que j'ai glissé sur le carrelage ? Que j'ai fait un malaise et que je me suis pété des côtes en tombant ?

– C'est ce que j'ai entendu.
– Vous y croyez ?
– C'est votre version qui m'intéresse.
– Ce sera la vérité… ou bien une autre vérité ?
– Ce sera la vôtre.

Je la fixe intensément. Je veux savoir ce qu'elle pense et surtout de quel côté elle est. Avec moi ou contre moi. Elle lit dans mes pensées.

– Aucune méprise, Jefferson. Je ne suis pas là pour porter un jugement. Je veux juste vous connaître et comprendre qui vous êtes.

Je montre la chaîne.

– Avez-vous pu faire quelque chose pour moi ?
– Pas encore. Tout va dépendre d'aujourd'hui. Puisque vous cherchez à conclure un marché, qu'avez-vous à me proposer ?
– Je ne comprends pas.
– Vous avez sûrement des choses à me raconter.
– Je ne parlerai pas de la douche.

J'évite le problème. Plus aucune réponse à donner lorsqu'il n'y a plus de questions.

Elle cède. Elle baisse les yeux, ouvre le dossier cartonné, sort de son sac le réveil et le mini-enregistreur. Elle me demande si cela me dérange toujours. Je lui réponds que oui et elle le met sur le côté de la table.

Je vois que les préliminaires sont terminés. La psy se racle la gorge. On va pouvoir y aller.

– Je tiens à vous rappeler encore une fois les raisons de ma présence ici. Je dois étayer une réponse favorable ou non à votre sortie anticipée de prison. Je tiens aussi à vous redire que vous ne devez pas vous imaginer libre. C'est juste un premier travail.

Elle souffle le chaud et le froid. Je reçois des signaux contradictoires. Que vais-je lui dire ? Je ne doute pas qu'elle pourra toujours vérifier ce que je vais lui raconter. Quant à mes sentiments ? Si je lui balance des trucs sur moi, elle ne saura jamais si je fabule ou non.

Une fois, Max m'a dit quelque chose que j'ai compris plus tard : *Si tu commences à mentir, mec, tu seras obligé de le faire tout le temps et tu seras piégé un jour parce qu'il y aura des incohérences, des trucs qui n'iront pas ensemble. En revanche, si tu dis la vérité, tu ne seras jamais mis en défaut.*

J'ai dit la vérité aux flics, avocats, juge et jurés. J'ai pris perpète et failli avoir la tête tranchée.

Barré dans mes pensées avec Max, je n'ai pas entendu ce que la psy vient de me dire. Je ferme les yeux brièvement et l'interromps.

– Vous voulez connaître ma vie ? C'est ça ?

– Oui. La vie selon Jefferson Petitbois. Votre version. C'est le deal.

– Je ne mentirai pas. Je vous dirai la vérité.

– La vôtre.

– Non. La seule. Y en a pas d'autre. Personne ne peut imaginer ce que j'ai vécu. Je ne sais toujours pas pourquoi j'ai fait des choses aussi atroces mais…

– Atroces ? Vous êtes conscient de l'atrocité de vos actes ?

Je tente de lever mes bras en signe d'étonnement.

– Conscient ? Je ne sais pas, mais je me souviens de tout. Pour certains, je sais même pourquoi. Les jurés m'ont condamné pour ça.

– OK. Jefferson. On va partir sur cette base. La vérité sur vos actes. J'aimerais apprendre des choses sur vous avant de découvrir les faits pour lesquels vous avez été condamné.

– Avant d'être sauvé par Max ?

– Je ne sais pas qui est Max… Vous ne m'en avez rien dit… En tout cas, oui, bien avant… Tentez de remonter à votre premier souvenir.

Je ne m'attendais pas à ça. Le premier souvenir ? J'en sais foutre rien. Comment je saurais que c'est le plus ancien ? Elle me dit que ce n'est pas grave. On y reviendra, plusieurs fois s'il le faut, juste pour vérifier que ce souvenir sera le plus vieux.

Je lui propose une transaction : ma vérité en échange de musique et de la suppression de mes entraves. J'ai son accord de principe. Je n'imagine pas qu'elle puisse me mentir.

Je ferme les yeux pour me concentrer.

Je cherche une lumière, une étincelle mais ne vois que du noir. Mes souvenirs sont sombres, gris. Les odeurs ne sont pas agréables. Ce qui me paraît le plus ancien est justement une odeur. Je suis recroquevillé contre un mur. Il fait froid. C'est la sensation que j'ai. Il fait nuit ou bien il n'y a pas de fenêtre. Mes genoux sont remontés sur ma poitrine. Je n'ai pas de pantalon ni de chaussures. Pieds nus. Un tee-shirt sur le dos et un slip. Je sens l'odeur. Elle vient de moi. De dessous moi. Je n'ai pas pu me retenir. Malade. Fièvre.

– Une femme vient vers moi.

– Votre mère ? demande la psy.

– Non…

» Je ne sais pas qui est ma mère. J'ai été abandonné. Très tôt, j'ai compris qu'aucune des femmes qui gravitaient autour de moi n'était ma mère… ni une mère pour personne. Elles en avaient parfois le nom et le rôle… Il leur manquait quelque chose que je ne saurais définir. Une chaleur, des sentiments… des trucs comme ça… Une mère, une vraie, elle les a…

Pas cette femme qui vient vers moi. Elle me soulève par les aisselles en faisant attention que je ne me colle pas à elle. Je vois son visage se transformer. Du dégoût. Mes jambes sont recouvertes d'excréments. La femme n'est pas contente. Je ne sais pas ce qu'elle me dit mais elle est en colère. Je ne l'ai pas fait exprès. Je suis malade. Elle n'entend pas. Je suis un sale garçon. Un méchant garçon qui ne lui veut que du mal.

» Je sens mauvais. J'ai honte…

Je me tais quelques secondes. J'ai le sentiment d'avoir encore l'odeur sur moi.

– Dans ce souvenir, vous aviez quel âge, Jefferson ?

– Je ne sais pas vraiment. Je suis petit. Je dirais quatre ans, peut-être. Spontanément, c'est le premier souvenir. Avant, je ne sais pas. J'ai des sensations pas agréables. Des bruits de pleurs, des cris. Pas toujours les miens. Des odeurs nauséabondes. Entre le moment où j'ai été trouvé dans le bosquet et celui de cette première image… peut-être quatre ans.

– Mais vous savez quand même ce qui s'est passé pendant ces quatre années.

– Ce que l'on m'a raconté, oui. Mais je ne m'en souviens pas personnellement. Je peux vous répéter ce qu'on m'a dit, mais ce ne sera peut-être pas la vérité. Pas la vraie… pas la mienne.

– Je vois. Dites quand même.

Aucune trace d'identification sur mes vêtements ni sur la couverture lorsque j'ai été trouvé dans le bois. À l'hôpital où la fermière m'a amené, les médecins n'ont pas cherché plus loin. J'étais simplement un môme abandonné sans identification possible. Si ma mère m'avait laissé là sans rien, c'était justement pour qu'on ne la retrouve pas. Pas la peine d'aller voir plus loin. Surtout ne pas l'identifier. Ne pas lui rendre un gamin dont elle ne voulait pas. Encore heureux qu'elle ne m'ait pas tué. Ou plutôt dommage pour les gens qui croiseront mon chemin plus tard.

L'hôpital m'a déposé à son tour aux services sociaux les plus proches. On se débarrassait de moi pour la troisième fois. Un sas d'attente. Là, on m'a donné un état civil : Jefferson Petitbois, né le 15 juillet 1963. Peau noire. Origine indéterminée.

– Je ne sais pas si je suis français, étranger européen ou étranger d'ailleurs. La couleur de ma peau n'a pas beaucoup aidé. Dans le doute, je suis français d'origine africaine.

– Cela vous gêne ?

– De quoi ?

– Que vous soyez français ?

– J'y ai pas réfléchi…

– Je suis désolée, Jefferson. Je vous ai coupé…

Pupille de l'État. Voilà, ce que j'étais devenu. Mis avec d'autres gosses dans ce que les services appellent une pouponnière. Plusieurs gosses parqués dans une grande pièce dans l'attente d'une adoption. Il paraît que je suis resté là plus longtemps que la moyenne. Un bébé noir. Pas le trip de parents en mal d'enfant. J'étais pas blond à la peau rosée. La seule certitude du moment.

Pas été adopté. Baladé d'une famille d'accueil à une autre.

– Savez-vous combien de familles vous avez connues ?

– À cette époque, j'en savais foutre rien. Beaucoup, c'est sûr. Je ne l'ai appris que lors de mon procès, quand l'avocat a raconté ma vie, celle d'avant Max.

Je montre le dossier sur la table.

– Ça doit être marqué là-dedans.

– Oui, mais j'aurais aimé l'entendre de votre bouche.

– Pour quoi faire ? Pour savoir ce que ça me fait ? Si j'ai des émotions ? C'est ça ? On ne peut rien y changer. J'ai jamais tenu longtemps dans aucune famille. Durant les dix premières années de ma vie, j'ai connu six familles avec des périodes d'attente plus ou moins longues en foyer. D'ailleurs, j'aurai dû y rester, dans le foyer. Au moins, les autres mômes étaient dans le même état que moi. On était tous des gamins cassés par la vie. Pas toujours de la même façon. Certains avaient perdu leurs parents dans un accident. D'autres avaient été retirés de chez eux par les services sociaux… Et puis, il y avait les « abandonnés volontaires ». C'était le terme noté sur mon dossier officiel, m'a dit mon avocat. Entre nous, on s'appelait les « exclus » ou les « refoulés ».

– Quel qualificatif avait votre faveur ?

– Sans hésiter : refoulé. Ne me demandez pas pourquoi. J'en sais rien. J'étais incapable de faire la différence entre « exclu » et « refoulé ». Juste une sonorité différente.

– Plus douce ?

Je hausse les épaules.

– J'en sais rien… Refoulé… me convenait.

» J'avais le sentiment d'être une marchandise. Un vulgaire appareil qu'on rapporte au magasin pour un défaut de fabrication. Je ne convenais pas aux familles d'accueil. Bagarreur, violence à fleur de peau. Je ne supportais aucune contradiction. Un regard… un sourire que j'interprétais mal et je rentrais dans le tas. Peu importaient l'âge ou la force de ce que j'avais en face. Peu importait le sexe aussi. J'ai foutu des raclées à des filles. Plus jeunes et plus âgées que moi.

» Un jour, j'avais peut-être sept ans, l'assistante sociale du moment m'amène dans une nouvelle famille. Dans la voiture qui nous conduit à mon nouveau domicile, la femme me briefe sur l'attitude que je dois avoir. Entre le couplet « sois gentil » ; « ce sont des gens bien » ; « tu dois faire attention à eux » ; « les écouter »… c'était toujours dans le même sens. C'est moi qui devais faire les efforts. Pas aux adultes de faire attention à moi, de m'écouter, de m'aider à apprécier ma nouvelle maison… Évidemment, à sept ans, je ne pouvais pas raisonner comme ça. J'ai compris ça plus tard… grâce à Max.

» J'arrive donc dans cette nouvelle famille. Je vois tout de suite dans leur regard qu'elle ne s'attendait pas à avoir un môme black à la maison. Ces gens avaient une fille à peu près de mon âge. Elle avait une chambre pour elle. Bien aménagée. Moi, je me retrouve dans une pièce plus petite et pas belle. Elle devait servir de débarras. Aménagée à la va-vite avant mon arrivée, pour faire bonne impression aux services sociaux.

» Le père avait eu cette phrase le premier jour : « Si tu es méritant, on aménagera cette pièce. Pour le moment, il faut que tu nous montres que tu peux en être digne. »

– Et qu'avez-vous fait ? me coupa la psy.

– C'est la première fois où je n'ai pas pleuré sur mon sort. Marre de pleurnicher. Alors, je leur ai montré ce qu'était une chambre pas rangée. Un jour, j'ai profité que leur fille était partie à l'école pour vandaliser sa chambre du sol au plafond.

– Pas d'école pour vous ?

– Si. Mais j'y allais pas souvent. J'entrais par une porte et en sortais par une autre. Pas envie d'être assis avec d'autres gosses. Pas envie d'écouter un maître… Donc, ce jour-là, j'ai fait l'école buissonnière et je suis rentré dans la maison par la fenêtre de ma chambre que j'avais laissée entrouverte. J'ai tout cassé dans la piaule de la fille. J'ai souillé ses draps, ses poupées. Après mon passage, elle ne pouvait plus jouer avec grand-chose. La peinture et la tapisserie étaient à refaire. Le lit était défoncé et le matelas éventré. J'étais pas très fort mais, en colère, mes forces étaient démultipliées. Pas difficile de trouver un couteau dans la cuisine ou une paire de ciseaux. J'avais le temps, aussi.

» Quand je me suis calmé, je me suis assis en haut de l'escalier et j'ai attendu le retour de la fille. Je savais qu'elle rentrait un peu avant ses parents. Quand elle m'a vu en haut, elle a eu peur. J'en ai éprouvé du plaisir. J'étais le maître. Je pouvais lui mettre un coup de poing tout de suite ou bien attendre. La bloquer ou la laisser passer.

Je la vois encore monter lentement les marches, une par une.

» – Qu'est-ce que tu fais là, Jeff ? T'as fait vite pour rentrer de l'école.

» – Pas été.

» – Papa va pas être content.

» – M'en fous.

» – Tu devrais pas. Il va t'y envoyer de force.

» – Bien sûr que non. Je me serai barré avant.

» Elle est arrivée à ma hauteur et m'a demandé de me pousser pour la laisser passer. Un sourire en coin, je me suis déplacé des quelques centimètres nécessaires. J'aurais presque pu entendre l'affolement de son cœur lorsqu'elle est passée à ma hauteur. Je jubilais à imaginer sa réaction quand elle verrait sa chambre.

» Des hurlements. Elle ne s'est pas demandé longtemps qui était l'auteur du carnage. Elle est ressortie de sa chambre en furie. Toujours assis en haut de l'escalier, je l'attendais. Elle s'est ruée sur moi. J'ai esquivé… Juste ça. Je ne l'ai pas touchée. J'ai juste bougé. Sa colère a fait le reste. Prise par son élan, elle a chuté dans l'escalier. Un roulé-boulé. Elle s'est arrêtée au milieu, là où l'escalier fait un coude.

– Qu'avez-vous pensé à ce moment-là ? me demande la psy.

– D'abord que c'était bien fait pour elle. Ensuite, que j'y étais pour rien. Je ne l'avais pas poussée. J'ai juste esquivé sa fureur.

– Vous vous doutez bien qu'elle allait être en colère ? Vous êtes resté en haut de l'escalier volontairement.

– Si vous suggérez que sa chute était préméditée, je vous réponds non. Comment voulez-vous qu'à sept ans on puisse penser à ça ?

La psy remarque mon sourire.

– Je ne vous crois pas.

Elle baisse les yeux puis se ravise et me fixe à nouveau.

– Aucune importance, en fait. Effectivement, vous étiez jeune… très jeune…

– Et en colère… très en colère…

– Que s'est-il passé ensuite ?

– Voir cette fille étendue sur les marches, complètement immobile m'a apaisé. Je me suis levé et je l'ai enjambée.

– Vous n'avez pas cherché à savoir si elle vivait toujours, si elle avait besoin d'aide ?

– Et puis quoi encore ? Je m'étais vengé. J'étais plus fort qu'elle. Elle méritait ce qui lui arrivait.

– Elle n'était pas responsable de votre situation.

– Pas certain qu'à sept ans, on puisse faire cette analyse. Je vous raconte les sensations qui me restent de ce jour-là. Je me sentais fort. Très fort.

» Donc, je l'enjambe. J'aurais pu lui donner des coups de pied. Je ne l'ai pas fait. Je suis resté quelques secondes à la regarder. Elle avait du sang dans les cheveux et sur le visage. Un de ses bras était bizarrement tordu. Je voyais à sa poitrine qu'elle respirait toujours… Vous voyez, madame, que je ne suis pas si insensible que ça.

Soupir de la psy.

Je continue mon histoire.

– Son père n'allait pas tarder à rentrer. Je ne pouvais pas rester dans cette maison. J'ai fourré dans un sac les quelques affaires que j'avais, une couverture et des trucs à manger et à boire. Puis je suis parti.

» Pas question de rester là ni de retourner au foyer. Je pensais que j'avais l'âge de vivre des choses tout seul. La première fois depuis ma naissance. Les services sociaux ont appelé ça une fugue. Peut-être bien la première fois où je me sentais bien. Jusqu'à la nuit… Je ne sais plus exactement quel moment de l'année c'était, mais il commençait à faire froid. La maison que j'avais quittée n'était pas très éloignée d'une forêt. Deux ou trois kilomètres. Un lieu idéal pour vivre seul. J'avais entendu parler des aventures de Robinson Crusoé. Il s'en était sorti. Je pouvais faire pareil.

» Sauf qu'une forêt, la nuit, c'est flippant. Je ne savais pas comment construire un abri pour me protéger des animaux et du froid. Je me suis trouvé un coin dans le creux d'un arbre avant qu'il fasse trop nuit pour y voir encore quelque chose. J'ai mangé la nourriture que j'avais emportée, et je me suis enveloppé dans la couverture.

» Je me souviendrai toute ma vie de cette nuit. Des bruits. Des animaux qui s'activent à la tombée du jour. J'ai entendu des cris, des plaintes… Sûr d'avoir senti des souffles sur mon visage. Des bêtes m'ont reniflé… Peut-être que je n'étais pas bon à manger. J'ai vu des lueurs bizarres, des yeux se sont posés sur moi. Trop peur pour fuir. Tétanisé toute la nuit. Marqué à vie…

– Vous y retournez plus tard… Pas seul…

– Oui. Longtemps après.

– On en reparlera… Comment s'est terminée votre fugue ?

– Le lendemain matin. Je n'ai pas résisté. Au petit jour, j'ai entendu des chiens aboyer. Les gendarmes avaient amené leurs clébards. Je tremblais de froid et de peur aussi. Pas la peine de sortir leurs armes. Je me suis rendu.

» La fille n'était pas morte. Elle avait un bras cassé et plusieurs blessures à la tête. Elle ne se souvenait de rien. Une amnésie partielle bienvenue pour moi. J'ai inventé une histoire de cambrioleurs. Elle et moi, on était rentrés ensemble de l'école et on était tombés sur deux hommes qui fouillaient sa chambre. Je ne sais plus ce que j'ai raconté encore.

– On vous a cru ?

– Ils n'avaient pas le choix. Difficile d'imaginer un garçon de sept ans vandaliser une pièce de cette façon, pousser ou laisser tomber une petite fille dans les escaliers sans prévenir quiconque puis fuguer volontairement.

» Malgré les incohérences de mon récit, la police a conclu à un cambriolage. J'ai eu si peur que je me suis sauvé. Pas vraiment ma maison. Je ne m'y sentais toujours pas en sécurité et ne m'y sentirais jamais. On m'a renvoyé le jour même au foyer.

» Par contre, je me souviens très bien du père de la fillette qui, juste avant que je quitte la gendarmerie pour le foyer, m'a retenu par le bras. Il s'est accroupi à ma hauteur et m'a dit tout bas afin que je sois le seul à entendre : « Tu touches un cheveu de ma fille, tu reviens chez moi… et je t'emmène dans la forêt. Je t'attache à un arbre. Personne ne viendra te chercher, ni les policiers ni l'assistante sociale… »

» Ouais… Là aussi, j'ai eu peur. Par fierté, je lui aurais bien craché au visage, à ce type, mais une petite voix dans ma tête m'a dit de faire profil bas.

– Pas malin de dire ça à un gamin de votre âge. Mais d'un autre côté, il a eu peur pour sa fille…

– J'étais pas de la famille.

– Vous n'aviez rien fait pour en faire partie.

– Toujours à moi de faire les efforts ? C'est ça ? Peut-être aurais-je dû dire merci à tous les gens que j'ai rencontrés ? Au fermier qui ne m'a pas laissé crever dans le bosquet ? Aux services sociaux qui ont cherché à me caser à tout prix ? Aux familles d'accueil qui arrondissaient leurs fins de mois en m'offrant le gîte et le couvert ? Est-ce que je dois aussi remercier Dieu de m'avoir fait noir ? Et ma mère ? Je dois la vénérer de m'avoir engendré ? Et mon père ?

Je me tais. Je sens que la psy aurait bien embrayé sur la place du père, le géniteur. Je suis fatigué. Je demande d'arrêter là pour cette fois.

– OK. Jefferson. Effectivement, je crois que c'est assez éprouvant pour vous. Je vous reverrai bientôt.

Je suis épuisé.

Elle remet la pochette et l'enregistreur dans son carton. Elle se lève et quitte la pièce sans rien dire de plus… sans un regard. Je sens une énorme frustration. Pour elle aussi je ne vaux pas plus que ça ? Même pas un zeste de compassion… Comme un coup de poing dans l'estomac. Qu'elle aille se faire foutre !

Le maton entre à son tour pour me libérer de la table. Cerise sur le gâteau, c'est le Chef Martin qui est de permanence.

– Alors, Jeff le Négro, elle te plaît, la psy ? Pas toute jeune, mais t'es sûrement en manque. Je pourrais peut-être t'aider. Je peux aller la voir et lui dire que tu en pinces pour elle. Par contre, je ne lui dirai pas que tous les Noirs n'ont pas forcément une grosse queue…

Il se penche à mon oreille.

– Je t'ai déjà vu à poil. Je ne lui dirai pas que t'as une zigounette ridicule.

Je me retourne lentement vers lui. Nos visages sont à quelques centimètres l'un de l'autre.

– Si tu l'avais dans la bouche, Chef Martin, tu ne pourrais plus parler.

Inconscient de lui dire une chose pareille. Je l'ai même tutoyé. Pas pu me retenir. Je vais le payer cher.

Contre toute attente, il part dans un fou rire grotesque.

– J'aimerais bien voir ça ! Je serais capable de te la bouffer sans m'en rendre compte.

Tête basse durant le trajet qui me ramène dans ma geôle. Je l'entends encore rire lorsqu'il ferme la porte.

17

La forêt. Je devais y retourner. C'est ce que j'ai fait quelques années plus tard. Une façon de tuer une angoisse.

Un jour, je le raconterai à la psy. Bien sûr, tout a été dit lors du procès. Les événements ont été relatés mais personne n'a compris les raisons profondes de mon acte. Marie-Jeanne Delaboissière me comprendra. J'en suis certain. Elle sent très bien les choses.

De temps en temps, les images me reviennent en mémoire.

Je ne voulais plus me souvenir mais les revues de Jean, les carnets qu'il m'a offerts pour écrire et les deux premières séances avec la psy ne me donnent pas le choix. Cela ne changera rien au cours de l'histoire, mais mon passé finira-t-il par m'apaiser si je l'affronte ?

Depuis des jours, je tournais autour de la maison. Max m'avait expliqué que je devais accepter mes différences. Je devais me lâcher, donner libre cours à mes envies. Pour survivre, il fallait que je fasse baisser la tension intérieure qui me boulottait les entrailles. Évacuer la violence.

J'avais raconté à Max l'épisode de la fillette et de sa chambre dévastée. Il m'avait expliqué qu'à sept ans, il était impossible de faire mieux. Mais que maintenant, à quatorze ans passés, presque quinze, je n'allais plus jouer petit bras. Je devais changer de braquet. Monter à un niveau supérieur. Transformer cette peur qui me rongeait en un sentiment de force, d'invincibilité. Une étape utile pour me rapprocher de lui, renforcer ma conviction, ma croyance en lui… devenir son disciple à part entière. J'allais faire un tour sur une route sombre : mon chemin noir.

J'avais vraiment eu peur dans cette forêt lorsque j'avais fui. Régulièrement, je repassais devant mais n'osais pas y rentrer. Les bêtes m'attendaient pour finir leur travail… Me manger.

Je leur ai donc apporté ce qu'elles réclamaient.

La maison n'avait pas changé durant ces huit années. La chambre que j'avais occupée était encore un débarras. La maison, comme d'habitude, n'était pas fermée à clé et j'y avais fait quelques visites. Durant mes jours d'observation, je n'avais pas vu d'autre enfant que la fille. Comme moi, elle avait grandi. Presque une belle fille. Je devinais sa poitrine et ses tétons sous son chemisier. À quatorze ans, elle était bien formée. Moi, j'étais pas vraiment un homme. Max m'aidait à comprendre les choses.

Après avoir repéré les habitudes de la fille et de ses parents, j'ai décidé de passer à l'action. J'avais demandé à Max de m'accompagner.

– Je ne serai pas loin, Jeff. Tu dois le faire seul. Mais je ne serai pas loin. Je veux voir comment tu t'y prends. Je suis certain que tu vas y arriver. Sois toi-même. Fais ce que tu as à faire. Pour ton avenir. Pour notre bien-être à tous les deux.

Je me suis senti fier et fort.

Je me suis caché derrière une haie.

La fille est sortie de sa maison. Le jour n'était pas encore complètement levé. Elle partait prendre son bus pour le collège. Sur une centaine de mètres, elle serait invisible des maisons alentour. Si aucune voiture ne venait perturber mon plan, personne ne pourrait témoigner de ce qui allait lui arriver.

Elle a tourné au bout de sa rue et n'est jamais réapparue de l'autre côté. Le bus n'attendait pas. Chaque jour, des élèves étaient malades ou en retard. La règle était la même pour tout le monde. Le temps que ses copines s'interrogent sur son absence, que le collège joigne ses parents, je serais loin avec elle. Loin dans un autre monde. Le mien. Le monde de Max et de Jeff.

Je suis sorti de ma cachette et me suis jeté sur elle.

Tôt le matin, j'avais planqué une brouette sur le côté de la haie avec l'aide de Max. Lui, il savait conduire.

Coton imbibé de chloroforme. Encore une idée de Max. J'ai senti le corps s'affaisser dans mes bras. Ça me faisait des trucs dans le bas-ventre. J'ai senti ses seins sous mes mains. J'ai touché sa petite culotte quand j'ai fait glisser la fille dans la brouette. Pas encore prêt pour ça. J'avais besoin d'autre chose. C'était dans la tête. Le reste attendrait.

Après quelques mètres à pousser comme un forcené, j'ai enfin atteint les premiers arbres. J'avais repéré le lieu où je voulais l'emmener. Le jour s'était levé. C'était assez loin. Je soufflais comme un bœuf. La fille n'était pourtant pas très lourde mais la terre était meuble et la roue de la brouette s'enfonçait régulièrement.

En sueur, proche de l'éreintement, je suis enfin arrivé à l'arbre que j'avais soigneusement choisi. Loin des chemins de randonnée.

Il faudrait un long moment avant qu'elle ne soit découverte. J'ai été obligé de lui faire renifler deux fois le tampon de coton. J'ai mis beaucoup de temps à la conduire ici.

J'ai attaché la fille solidement à un arbre et lui ai posé un bâillon sur la bouche et un bandeau sur les yeux. Au cas où elle se réveillerait avant mon retour, ses hurlements seraient étouffés et elle serait complètement désorientée.

J'ai rebroussé chemin avec ma brouette. Arrivé à un croisement, je l'ai remplie avec du bois et des pierres. Il fallait du poids pour que les marques dans le sol semblent identiques. J'ai pris une autre direction. Quatre cents mètres plus en amont, j'ai jeté le tout dans une faille assez profonde, creusée entre deux rochers. Les flics suivraient cette piste. Ils mettraient du temps à découvrir la brouette et à s'apercevoir qu'il n'y avait personne dedans.

J'ai effacé les traces menant à « l'arbre de la sentence ». Le long du chemin j'ai éparpillé du poivre à intervalles réguliers pour troubler l'odorat des chiens. Les clébards m'avaient déjà trouvé une fois, ils seraient capables de le refaire.

J'étais éreinté quand j'ai enfin rejoint la fille. Elle s'est réveillée. Elle devait avoir un mal de tête terrible. Ça fout des nausées, le chloroforme.

Je suis resté quelques secondes à la regarder. Elle ne me voyait pas et ne savait pas que j'étais là. Assise sur un tas de feuilles, les bras et le corps ficelés à un tronc d'arbre, elle tentait de se défaire de ses liens. Sans succès. Yeux bandés et bâillon dans la bouche.

J'ai ressenti une force intérieure démesurée. J'avais tout pouvoir sur elle. Je pouvais la libérer comme la tuer. Je pouvais l'embrasser ou la gifler… Je pouvais en faire ce que je voulais.

Mais je ne pouvais pas changer ses sentiments…

Alors elle allait avoir peur… une peur qui allait la perdre.

Je me suis approché d'elle. Volontairement, je faisais un peu de bruit en marchant. Elle n'avait que l'ouïe pour analyser son environnement. J'ai deviné ce qu'elle aurait pu me dire : *Il y a quelqu'un ? S'il vous plaît… détachez-moi ! Laissez-moi rentrer chez moi. Je ne dirai rien… Je vous le jure.*

J'ai failli rire.

Je me suis approché plus près. Les mains à quelques centimètres d'elle. J'ai suivi ses formes à distance, mimé des caresses. J'ai approché mon visage du sien et lui ai soufflé légèrement sur la joue. Elle l'a senti. J'ai perçu une panique supplémentaire. Elle s'est mise à gémir. Sans la vue, l'appréhension de l'environnement est différente.

Après quelques minutes de ce petit jeu, j'ai décidé de lui parler à l'oreille.

– J'ai failli ne pas te reconnaître. En huit ans, tu es devenue une belle fille.

La panique s'est accentuée. Je ne savais pas si elle m'avait reconnu. Ma voix avait changé avec l'adolescence. J'ai continué à lui mettre la pression.

– Je vais te déshabiller et te regarder nue… La peur te rend encore plus belle.

J'ai effleuré de l'extrémité de mon index la partie accessible de sa joue.

Elle a sursauté. Mon emprise sur elle était totale. Je n'avais jamais goûté à un tel pouvoir. Je savais que Max m'observait. Il était fier de moi. Il me le dirait plus tard.

J'ai senti à ce moment que je m'accomplissais.

Une sirène retentit. Mon souvenir s'efface brutalement. Un rêve vécu. Je me redresse sur mon lit. Je suis perturbé. J'entends hurler le gardien.

– Debout ! Debout ! Lève ton cul de négro ! Bouge ! Bouge !

Pas assez rapide.

La porte s'ouvre puis la grille. Chef Martin entre comme une furie dans ma cellule. Il n'attend pas que je me réveille. Il me jette au sol. Les coups pleuvent.

– Je t'ai dit de bouger ton cul ! Va au fond de la cellule ! Bouge !

Je rampe comme je peux et me recroqueville contre le mur. Le Chef Martin me passe les menottes. Il lève encore le bras. Le coup ne tombe pas. Je vois la main puissante de Monsieur retenir son bras.

– On ne frappe pas un homme à terre. Il a reçu ce qu'il fallait. Pas la peine d'en rajouter.

Le regard du Chef Martin est assassin.

Je bafouille en demandant l'heure à Monsieur.

– Trois heures du matin.

La Louisette est de retour. C'est l'heure. Panique. Ils vont me saisir par les aisselles, me traîner jusqu'à la chaise installée au bout du couloir. Tête rasée. Dernière cigarette… Un dernier verre de rhum. Je vais revoir l'aumônier dans son habit de corbeau faire un signe de croix, marmonner des mots incompréhensibles… Je sens la graisse et la limaille de la guillotine.

– Tu vas sortir, Jeff le Négro ! Bordel !

Monsieur me prend le bras.

– Fouille au corps… et fouille complète de la cellule. Ce sont les ordres.

Le Chef Martin me fixe.

– Toi, fais la chambre. Moi, je m'occupe du négro.

Putain de peur ! La fin… J'ai cru la voir, là, devant moi, avec son couperet astiqué, luisant et prêt à l'emploi.

Nu dans le couloir, je tremble encore. Les jambes écartées. Je me baisse et pousse légèrement. Je vois le faisceau de la lampe torche et entends la voix du Chef Martin.

– Si je vois quelque chose que je ne devrais pas, je te l'enfonce profond avec la clé de sécurité.

Je ferme les yeux. Durant un bref instant, je vois le gardien attaché à l'arbre, à la place de la jeune fille. Les sensations ne sont pas les mêmes. Pas de préliminaires. Je lui enfonce la lame dans le cœur. Travail vite fait bien fait, sans fioritures. Fin du suspense. Monsieur me pose la main sur l'épaule et me remercie du geste. J'essuie la lame sur la chemise du Chef Martin et lui crache au visage.

Il baisse sa lampe et m'ordonne de retourner dans ma cellule.

Tout est sens dessus dessous.

Monsieur referme la grille. En fermant la porte, il me dit que j'ai tout le temps pour ranger. Aucun parloir n'est prévu cette semaine.

Plus envie de retourner dans la forêt. Les souvenirs attendront pour resurgir. Quant à la jeune fille, elle aussi, elle peut attendre mon retour. Elle n'a pas le choix. Vu ce qu'elle est devenue, elle n'a pas le choix.

Je remets mon matelas sur le sommier en béton. Je rangerai le reste plus tard. Je n'ai pas grand-chose.

Je m'allonge mais n'arrive pas à trouver le sommeil. J'aimerais tant que tu sois là, Max. Tu me manques.

18

S'il ne se passe rien, écris-le pour le dire.

En réalité, j'ai une multitude de choses à écrire. Une autre citation de Cicéron m'a touché en plein cœur :

Si tu ne sais pas d'où tu viens, tu seras toujours un enfant.

Peut-être bien la genèse de mes dérives.

Un cahier n'est pas suffisant. J'en ai demandé d'autres à Jean. Je les remplissais trop vite. Plutôt que de me les envoyer un par un, il m'a fait parvenir un lot d'une dizaine. De quoi tenir quelque temps.

J'ai réappris à lire. J'ai réappris à écrire. J'ai découvert aussi que je pouvais m'exprimer par le dessin.

Pas nécessairement les mots pour décrire un visage ni les douleurs qui accompagnent les tortures. J'ai tenté d'immortaliser sur du papier ce que j'avais dans la tête à travers ce que j'avais enduré et fait subir à d'autres. Les crayons à papier donnent les bonnes nuances de gris et de noir. Si j'avais eu de la peinture, le rouge aurait été la couleur dominante.

Pas de mensonges. Peut-être n'est-ce pas non plus la vérité… celle des faits indiscutables. C'est la mienne : la vérité selon Jefferson Petitbois.

Je suis incapable de respecter un ordre chronologique.

J'ai écrit et dessiné comme ça venait dans ma tête.

Un jour, peut-être, je remettrai tout ça en ordre.

De temps en temps, je reprends un cahier et l'ouvre au hasard. Je relis un texte et me replonge dans l'ambiance de l'époque.

La psy a voulu que je remonte jusqu'à mes plus lointains souvenirs. Je crois qu'elle essaie de trouver les origines de mes déviances. Pas des excuses mais des causes.

Abandon de ma mère juste après ma naissance. Aucune idée de qui elle était. Aucune piste non plus sur mon géniteur. Pas d'histoire de famille à raconter.

Je rejoins Cicéron : si je ne sais pas d'où je viens, je resterai à jamais un enfant. C'est ce qui s'est passé. Comment devenir adulte, un être équilibré, si je ne connais pas mon passé ?

Je relis un texte.

… l'affreuse sensation d'être un enfant d'occasion. Jamais neuf, jamais de première main. Toujours regardé comme quelque chose d'inabouti… Mal né… Mauvais endroit au mauvais moment…

Le regard sur moi n'a jamais été neutre. D'un côté, il y avait ceux qui compatissaient, presque à s'apitoyer sur mon sort : le pauvre enfant, il a dû en vivre des choses difficiles…

D'autres avaient cette lumière noire au fond des yeux, un signe profond de rejet et de mépris : irrécupérable… trop tard pour le remettre dans le bon chemin…

Dans tous les cas, je n'étais pas assez bien ou pas assez comme il faut pour eux. Je restais quelque temps parce qu'on payait les familles d'accueil qui me gardaient. Moi, je n'avais qu'une envie : fuir.

Et je l'ai fait à chaque fois…

Un enfant d'occase, bourré de malformations d'origine. Bon pour la casse.

Une colère diffuse qui n'attendait qu'une étincelle pour explorer.

Max est arrivé à ce moment.

J'ai un cahier complet concernant Max. J'ai mis plusieurs années pour le remplir. Une petite touche par-ci, par-là. Impossible de prendre le recul nécessaire, d'analyser objectivement ma relation avec lui. Je pense que je n'ai jamais cru à la construction d'une nouvelle chapelle, d'une communauté où des paumés trouveraient un refuge… une nouvelle arche de Noé…

Une utopie… Non… Plutôt une excuse. Une façon de m'exempter de la responsabilité de mes crimes.

Maintenant la psy est le catalyseur des remontées de souvenirs. Je commence à l'apprécier. Elle est distante… très loin de moi, même… mais elle m'écoute et sait m'entendre. Nous ne sommes pas proches… Elle ne s'appelle pas Max.

Je ne sais pas pourquoi elle s'intéresse à moi. Je ne vois pas le rapport avec une éventuelle sortie de prison. Je n'y crois pas.

Je ne veux pas y croire.

Putain ! Plus de vingt ans que je suis enfermé !

Les faits, Marie-Jeanne Delaboissière les connaît. Elle veut que je les raconte à ma manière afin que j'exprime mon ressenti. Ce que ça me fait dans ma tête, dans mes tripes. Mais aussi dans quel état d'esprit j'étais quand je tuais.

Incapable de clarifier de telles choses. Cela voudrait dire que je suis apte à prendre de la hauteur, à analyser mes faits et gestes.

– J'étais quasiment tout le temps shooté ! Iboga me rendait malade. Je vomissais chaque fois que j'en prenais mais l'envie était plus grande.

– Il me semble qu'il n'y a pas de réelle dépendance avec ce produit. Ce n'est pas comme la cocaïne, l'héroïne ou le crack…

– La dépendance est ailleurs. J'avais des images dans la tête. Des trucs inexistants, invisibles dans un état normal.

– Des hallucinations.

– C'est ce qu'on dit quand on n'est pas sous son emprise. Je vous assure que tout ce que je voyais était terriblement réel. Tous mes sens étaient démultipliés. Je voyais loin et mieux, je sentais les odeurs comme un chien… Avec un peu de concentration, je pouvais lire les pensées des gens.

– Vous ne pouviez pas croire à ça.

– À cette époque, si.

Je ne me souviens plus de son nom mais lorsque j'ai amené la fille dans la forêt, que je l'ai bâillonnée et lui ai bandé les yeux, j'arrivais à entendre ses supplications. Elle ne pouvait pas parler mais elle me hurlait de la détacher, de la ramener chez elle… *Je ne dirai rien. Je te jure que j'en parlerai pas à mes parents ni à la police.*

Ça, c'était sûr puisque je savais que j'allais la tuer. Je n'ai pas imaginé d'alternative. En réalité, je ne voulais pas la tuer pour le plaisir de la tuer. Ma colère était telle que j'étais persuadé que je devais la transférer à quelqu'un d'autre. Supprimer cette fille, c'était supprimer un enfant, éliminer le lien entre elle et ses parents… C'était créer la pire douleur que peuvent ressentir des parents : la perte d'un enfant chéri. Je voyais les images dans sa tête. Des flashs heureux. Des moments tendres avec sa mère et son père. Proche de la fin, la fille revivait des pans entiers de sa vie à une vitesse vertigineuse. Je les voyais aussi. Je pouvais toucher sa vie, ses moments de bonheur lorsqu'elle ouvrait ses cadeaux de Noël et d'anniversaire, sentir les parfums de la maison, l'odeur des gâteaux… Moi, je suis un laissé-pour-compte. Pour ma mère, me garder était plus douloureux que m'abandonner.

– Vous vous vengiez ?

– On peut dire les choses comme ça.

– Et cela a changé votre vie ?

– Je vous vois venir. Tuer n'a jamais modifié le passé. Shooté mais pas complètement idiot. Je le savais. Impossible de revenir en arrière. L'urgence du moment était de soulager mes douleurs.

– Ça marchait ?

– Temporairement. Tant qu'Iboga faisait de l'effet. La chute était brutale. À chaque fois, j'avais la sensation de creuser un peu plus le trou dans lequel je m'enfonçais.

– Vous êtes-vous posé la question profonde de votre abandon par votre mère ? Prenez le problème par un autre bout. Cette femme se retrouve enceinte malgré elle. Aucune possibilité pour elle d'interrompre la grossesse. Ni légalement ni de façon clandestine. Quelle alternative lui reste-t-il ? Vous tuer juste après votre naissance ou bien vous abandonner sachant que quelqu'un vous recueillerait ? Votre mère vous a donné la vie et elle a refusé de vous la reprendre. Elle vous a permis de vivre.

– Vivre ? Quelle vie ai-je eue ? Si elle m'avait tué, d'autres vies auraient été épargnées.

– Votre mère ne pouvait pas le savoir. Elle n'était pas capable de faire une telle projection. Elle était désespérée. La seule chose qu'elle pouvait faire, c'était de vous laisser au bord de la route sachant que vous seriez recueilli…

Si je n'avais pas été enchaîné ce jour-là à la table du parloir, je crois que je me serais jeté sur elle. Je l'aurais secouée jusqu'à ce qu'elle retire ce qu'elle venait de dire. Un flash brutal. Une image de fureur. Pas besoin d'Iboga.

Ma tête a failli exploser. Mon sang bouillonnait à l'intérieur. Tu me dis... Tu me dis que je me suis trompé toute ma vie... que ma mère m'a sauvé la vie... que j'ai tué des gens pour rien... Tu te trompes. Ma mère m'a haï. Mon père m'a ignoré. Les gens m'ont rejeté. Seul Max a compris qui j'étais... La seule personne qui m'a aimé comme un père...

Il m'a fallu plusieurs jours avant de pouvoir noter ce qui s'était passé.

J'ai pris un nouveau cahier. Crayon à la main, j'ai écrit et dessiné la fin de la fille dans la forêt. Une envie de revivre intensément la douce chaleur qui avait envahi mon corps à ce moment-là.

À côté du texte, un croquis.

Du doigt je touche sa joue. Elle a peur. Je l'imagine nue et le lui dis. Je décris ses formes. Je sais qu'elle a les mêmes images dans la tête. Elle se voit déshabillée sans pouvoir s'y opposer. Mon regard la détaille de la tête aux pieds. Je m'arrête sur les parties stimulantes. Les seins, l'entrejambe. Elle serre les cuisses. Elle a peur que je l'oblige à les écarter.

Elle ne sait pas que je n'ai jamais fait ça. Toujours vierge. Peut-être pas elle. Mon visage se rapproche du sien. J'entends sa plainte. Elle non plus n'a jamais couché. S'est-elle caressée ? Je le lui demande. Son souffle s'accélère. La peur monte d'un cran.

Hum… C'est bon.

La panique l'empêche de lire dans ma tête. Je sais que je ne la violerai pas. J'en serais bien incapable. Un jour viendra… Mais pas elle.

Je lui dis : Tu vas mourir… Je lis ses pensées. Elle me supplie : Ne me tue pas. Je ne réponds pas.

Je pose une main entre ses seins, au niveau du cœur. Je trouve le contact agréable. J'abandonne très vite cette sensation de plaisir que me procure la rondeur de sa poitrine. Les battements du cœur sont plus rapides. Affolement. Le rythme monte.

De l'autre main, je saisis le manche du couteau attaché à ma ceinture. Sous sa chemise, je glisse la lame froide. Sursaut. Nouvelle plainte. La terreur s'empare d'elle.

Je guide la pointe entre deux côtes. Je sais où je vais l'enfoncer. La fille aussi. Panique.

Je pousse sur le manche.

Un liquide chaud me coule entre les doigts.

J'accentue la pression. La lame s'enfonce jusqu'à la garde. Dernier affolement du cœur. Puis un dernier à-coup. Je le sais. Je le sens.

Le corps se détend.

Je passe le bout de mon index sur les dessins. Le visage de la fille avec un bâillon sur la bouche et un bandeau sur les yeux. Croquis de sa poitrine. Les fils noirs du crayon la reliant à la blancheur de la page. Le couteau seul, hors contexte.

Mes mains recouvertes de sang.

Je repose le cahier et ferme les yeux. Je suis pris d'une grande tristesse mais je ne sais pas pourquoi. Est-ce l'horreur de ce que j'ai fait ? Le manque ?

Une chose est certaine : je ne regrette rien.

Ce fut l'une des raisons de ma condamnation à la peine capitale.

J'ai cherché dans plusieurs dictionnaires la définition de « compassion » et de « repentir ».

Aucun terme ne me convient.

Je n'éprouve aucun remords.

Le psy a pourtant raison sur un point : mes actes n'ont pas changé le passé.

Par contre, ils ont forgé mon avenir.

19

L'année 2001 va bientôt se terminer et, avec elle, son lot d'habitudes.

Chef Martin m'appelle toujours Jeff le Négro. Il pourrait partir bientôt en retraite mais non, il paraît qu'il va en reprendre pour deux ans. Tout fier qu'il est de me le dire en face.

Monsieur souhaite toujours que je l'appelle Monsieur.

Germaine m'amène sa nouvelle progéniture.

J'augmente le nombre de mes pompes quotidiennes. À chaque heure de promenade, le nombre de tours de cour s'accroît. Je vais bientôt courir une heure durant.

En cette fin d'année 2001, je comptabilise six entretiens avec la psy.

J'ai rempli douze cahiers à petits carreaux de textes, d'histoires, de dessins.

J'écris ma vie.

Quelques jours avant le passage à la nouvelle année, Marie-Jeanne Delaboissière me fait venir au parloir.

Je me suis habitué au trajet. Je connais par cœur le nombre de portes, de grilles, de couloirs à traverser. Je pourrais y aller les yeux fermés.

Elle n'est pas comme les autres fois.

Austère habituellement, elle semble plus enjouée aujourd'hui. Peut-être la perspective des fêtes. Moi, ça me fout le bourdon. Peu importe le moment de l'année, tout est pareil dans mon monde. Germaine est plus libre que moi mais elle ne s'en rend pas compte.

– Bonjour, Jefferson. J'ai une bonne nouvelle pour vous… En fait, j'en ai deux.

Je ne montre aucune excitation. La peur d'être déçu. La première chose qui me passe par la tête c'est le mot « liberté ».

– Vous m'aviez demandé deux faveurs. Vous vous en souvenez ? Ne plus être enchaîné et disposer d'un baladeur… Je vais jouer au père Noël.

– Plus de chaîne ?

– Par étapes. J'ai l'accord du directeur de la prison. Il va étudier ma demande d'allégement des entraves. Commencer par les trajets courts comme cellule-promenade ou cellule-douche. Si vous vous comportez bien, la procédure s'assouplira de plus en plus.

Je ne peux m'empêcher de sourire. La psy s'en étonne.

– Vous ne semblez pas satisfait ?

– Rien ne change. Toujours à moi de faire les efforts, d'obéir aux ordres sans tenir compte de mes besoins… et je ne parle même pas de mes états d'âme ni de mes envies. C'est comme ça depuis ma naissance… « Jeff doit être gentil avec les autres… » « Jeff doit être poli… » « Jeff doit faire attention à respecter ceci, cela, untel… » Et moi ? On me respecte quand ?

Je sens une boule de violence se former en moi. Je dois l'empêcher d'exploser. Je risquerais de perdre le peu que j'ai acquis.

La psy saisit l'occasion. Elle est forte dans le domaine, très forte. À croire que tout est calculé.

– De toute votre vie, il n'y a qu'une personne qui vous a compris et écouté. C'est ça ?

Max ! Max !

– Oui.

La seule personne qui m'a réellement perçu comme un être humain. Sauvé des eaux, je me suis retrouvé face à cet homme qui m'a adopté. Je n'ai pas été « placé » chez lui. C'est Max qui m'a choisi. Et pour la première fois de ma vie, j'ai eu un véritable chez moi. La chapelle : mon sanctuaire.

Pas d'électricité. On s'éclairait aux bougies... plutôt avec des cierges. Max en avait trouvé tout un stock lorsqu'il avait découvert cette chapelle abandonnée. Éparpillées un peu partout, leurs flammes créaient des ombres sur les murs bruts. Je les trouvais rassurantes. Reflets apaisants.

De temps en temps, Max allumait des tiges d'encens. Leur fumée et leur parfum accentuaient l'étrangeté du lieu.

Max : le bien et le mal.

Max : un être hybride.

De trente ans mon aîné. Il m'a montré le chemin. *Tu es l'élu que j'attendais, celui que Dieu m'a promis*, me disait-il. *Ensemble, nous allons construire une communauté... La communauté.*

Je n'y ai jamais cru. Pas eu le temps.

– Parlez-moi de Max, Jefferson.

– Pourquoi ? Je croyais que vous aviez de bonnes nouvelles à m'annoncer. Pour les entraves, OK, j'ai compris que ce serait progressif si j'étais un « gentil garçon », mais ma musique ? Vous avez du neuf pour le baladeur ?

– Je vous en dirai plus en fin de séance quand le gardien reviendra. Je vous le promets, Jefferson. En attendant parlez-moi de Max.

– Est-ce nécessaire pour votre argumentaire en vue d'une éventuelle libération… même conditionnelle ?

La psychiatre ouvre le dossier cartonné.

– J'ai besoin d'en savoir un peu plus.

Elle pose l'enregistreur sur le bord de la table.

– Toujours pas d'enregistrement, Jefferson ?

– Non.

– OK. Je respecte… Revenons à Max. Votre vie semble avoir basculé après cette rencontre. Je me trompe ?

C'est difficile de parler de soi sur commande. Comme si un claquement de doigts suffisait pour ouvrir les tiroirs de la mémoire. D'ailleurs les ouvrir est une chose. En faire sortir des images, des sons, des souvenirs en est une autre.

Je respire profondément et ferme les yeux quelques secondes. Besoin de digérer la demande.

– OK, madame… Je vais vous parler de Max.

Ça ne va pas être facile. Aucune objectivité à attendre de ma part.

Je prends mon temps pour commencer mon récit.

– Il a… Il a été un catalyseur. Tout était en moi. La colère, la vengeance… des sentiments comme ça, j'en étais bourré. Max les a simplement rendus… comment dire… opérationnels.

– Je vous écoute.

– Je me souviendrai toute ma vie de son visage lorsque je suis revenu à moi après ma tentative de noyade. Un sourire immense. Heureux que je sois en vie. J'ai trouvé auprès de lui un réconfort et un véritable foyer. Comme être humain, j'existais enfin.

Mieux que ça, j'étais quelqu'un d'important à ses yeux.

– N'y a-t-il pas entre vous une relation plus forte que celle père/fils ?

– Amoureuse ? C'est ça que vous voulez dire ? Hé ! Je suis pas homo ! Max et moi, on n'a jamais aimé les mecs. Les femmes étaient les seuls objets de nos fantasmes sexuels. Si c'est bien ça le sens de votre question. Aucune ambiguïté sur le sujet. Vous avez lu mon dossier vous savez donc quels étaient nos penchants…

– J'ai cru comprendre. Oui. On reviendra évidemment sur ce sujet.

Trente ans de plus. Lui, le père ; moi, le fils. Il m'a montré le chemin que je devais prendre. Grâce à lui, j'ai pu m'assumer.

J'ai des difficultés à raconter ce que j'ai vécu à ses côtés. Pratiquement shooté tout le temps. Pas vraiment le recul pour analyser quoi que ce soit. Iboga n'est pas une excuse. Je ne renie aucun de mes actes et n'ai exprimé aucun remords.

– On reviendra sur ce point plus tard, Jefferson. Vraiment, j'aimerais que vous racontiez ce qui s'est passé avec Max.

Pas facile. Les premières semaines, je les ai passées à me refaire une santé. J'étais faible physiquement mais aussi mentalement. J'étais paumé.

On passait beaucoup de temps à méditer. Assis en tailleur au centre de la chapelle autour de cierges allumés, ou bien dehors, autour d'un feu de bois. Je me souviens de la chaleur extérieure mais aussi intérieure. Iboga y était pour quelque chose. Certain. Je ne voyais plus les choses de la même manière. Je me projetais dans l'avenir. J'avais un destin. Max n'arrêtait pas de me le rappeler. J'ai fini par le croire.

Marie-Jeanne Delaboissière prend des notes. Ça ne me plaît pas du tout. Si c'est pour écrire tout ce que je dis à la place d'enregistrer mes propos, je ne vois aucun intérêt. Pas question de subir un second procès.

Je tire sur mes chaînes et appelle le gardien.

– Je veux rentrer dans ma cellule.

Regard interrogateur du psy. Elle ne comprend pas ma brusque colère.

Je fais juste un geste négatif de la tête.

– Ce n'est rien, Jefferson. Vous devez parler. Cela va vous libérer l'esprit. N'ayez pas peur.

La prise de notes est un prétexte. Trop de trucs enfouis profondément dans ma tête. Max est à moi autant que j'ai été à lui. Pas question qu'une autre personne s'immisce dans notre intimité. J'ai besoin de fuir.

– Gardien ! Gardien !

Je suis ramené dans ma cellule. Une brume épaisse obscurcit mon esprit. Je ne sais pas qui m'a remis dans ma geôle. Peut-être Monsieur. Pas Chef Martin. Certain. Heureusement.

Des images grises envahissent mon esprit.

Max : le bien, le mal.

Tout a déjà été remonté, tout a déjà été dit… plutôt écrit.

Je reprends le cahier sur Max. Je m'allonge et le relis.

*

Assis en tailleur sur une natte, les mains sur mes cuisses, paumes vers la coupole de la chapelle. Je ferme les yeux. Je vois toujours les flammes vibrer. Les odeurs d'encens et de cire chaude sont captivantes.

Max est face à moi.

– Concentre-toi, fils. Repars en arrière. Laisse venir les souvenirs.

Ils sont tous mauvais. Je sens des gouttes de transpiration perler sur mes tempes. Mon rythme cardiaque augmente. Bouffée de fièvre. Violence.

C'est en son sein que j'ai été forgé. Ma colère en est issue. C'est elle qui guide mes choix.

– Tu dois te révéler, fils. J'ai besoin de savoir de quoi tu es capable. J'ai besoin d'un homme à la hauteur des aspirations de la communauté que nous allons construire. Auras-tu la force et le courage d'en être le leader ?

Tout. J'ai fait tout ce qui était possible de faire pour démontrer à Max ma véritable nature, ma volonté d'être à la hauteur de ses espérances.

J'ai tué la jeune fille dans la forêt pour prouver ma détermination à Max. Ce n'était pas la seule raison. La vengeance était là et s'est éteinte avec le dernier souffle de la fille. J'ai été affecté par cette mort. Pas dans le sens du remords… bien sûr que non… mais quelque chose s'était passé en moi. Je venais d'ôter une vie. J'avais ce pouvoir : celui de donner la mort. Ce n'est pas rien. Je venais de mettre le premier pied sur une route sombre. J'allais découvrir peu à peu le côté refoulé de mon âme.

Iboga allait m'y aider… Une drogue, ont dit certains experts lors de mon procès. Pour moi, elle était la source à laquelle je m'abreuvais. J'avais devant moi la vraie vie. Peut-être des hallucinations. Avec elle, je vivais à fond tout ce qui se présentait à moi.

Un matin, Max m'a réveillé de bonne heure.

– Viens. Lève-toi, on va faire un tour en ville.

La première fois que Max me sortait de la chapelle pour m'emmener à plusieurs kilomètres du sanctuaire.

Un port de bord de mer.

On a traversé plusieurs champs, une forêt puis on a longé une route descendant vers la ville. Je ne sais plus son nom. Celle-là ou une autre, ça n'avait aucune importance.

On y a passé la journée. Max m'a montré différents quartiers. Là, des gens s'entassaient pour dormir. Là, des gens qui travaillaient. Des esclaves qui trimaient pour une misère sous le joug d'un patron sans scrupules. Là, des rues où s'étalait la richesse des magasins.

Max voulait tout changer, révolutionner le monde.

J'y croyais aussi.

Tout était clair, limpide. On voyait où se trouvaient les gentils et les méchants.

On est enfin arrivés aux abords du port de pêche. Là, il y avait des filles qui nous regardaient avec un grand sourire.

– Faut payer pour aller avec elle. Ça, c'est la norme. Toi, tu n'auras pas besoin de dépenser le moindre centime. Un jour… Dans pas très longtemps, elles te demanderont de venir les sauver. Alors, tu seras leur Dieu.

Je n'avais jamais caressé une femme. Max le savait. « Caresser » n'était pas le terme qu'il employait. Il parlait de « maîtriser », de « plaisir » et de « soumission ».

– Bientôt, mon fils. Je te montrerai le bon chemin. Parfois, la violence est l'unique ligne à suivre.

Pour ce premier jour de sortie, Max voulait me montrer autre chose. On a tourné dans plusieurs rues. J'étais complètement perdu. Elles devenaient sombres et de plus en plus étroites. Les odeurs étaient de plus en plus fortes. Pas agréables.

Finalement, on s'est retrouvés dans un quartier, juste derrière le port, où vivait une communauté bizarre. Certains hommes étaient allongés à même le sol avec pour seul matelas de vieux cartons. Des sacs plastiques, remplis de bric-à-brac, s'étaient entassés à côté d'eux. Un vrai capharnaüm.

– Ne rien faire ou refuser de travailler est une chose, Jeff. Mais mendier en est une autre. Les gens que tu vois ici n'ont plus aucune fierté. Méritent-ils d'être sauvés ?

– Je pense que oui.

– Je le crois aussi. Tout dépend la façon. Aimerais-tu que l'un de ces hommes vienne dans notre sanctuaire ? Penses-tu que l'un d'eux mérite notre respect ? Regarde leur déchéance. Leur puanteur.

Je n'ai pas compris tout de suite où Max voulait en venir. Un reste de naïveté de ma part. Je croyais pourtant avoir perdu toute forme d'innocence avec le meurtre de la jeune fille.

– Il faut les aider, mon fils.

Max s'est dirigé vers l'un d'eux, en retrait du groupe. Un jeune… plus âgé que moi quand même. Peut-être vingt ans. Difficile à dire, vu son état.

Max lui a donné quelques pièces et lui a dit que s'il nous suivait il n'aurait plus de souci à se faire pour son avenir. La communauté subviendrait à ses besoins. Mais avant tout, il fallait qu'il redevienne un être humain à part entière, qu'il retrouve sa dignité et sa fierté.

Qui aurait pu refuser une telle proposition ? Impossible de tomber plus bas. Ce gars avait déjà touché le fond.

Il nous a suivis.

La suite, je ne peux toujours pas la raconter.

Je l'ai dessinée.

Sur la page de gauche du cahier. Vue intérieure du sanctuaire. Le SDF est nu au milieu de l'édifice. Dans un brasero brûlent ses affaires. Une épaisse fumée s'en dégage et s'échappe par les vitraux cassés. Regard hagard de l'homme voyant ses rares effets personnels disparaître.

Voix lointaine. Une bulle au-dessus de l'autel. *Te voilà nettoyé de toute impureté extérieure. Viens à moi.*

Page de droite. Vue plongeante de l'homme allongé sur l'autel. Son regard est toujours absent. Nu, les bras le long du corps, il semble apaisé.

Max est derrière lui. Une autre bulle : *Tu vas être délivré de toute contrainte matérielle. Ton corps est inutile pour aller où tu dois aller. Jeff… va libérer ton âme.*

En bas de la page, un troisième dessin entouré d'un cercle. Un long couteau enfoncé au milieu du thorax. La seule pointe de couleur de la double page : une tache rouge vif au centre de la poitrine du SDF.

Le premier homme libéré.

Je referme le cahier et le repose avec les autres sur l'étage de ma cellule. Je pourrais décrire au psy ce que j'ai fait mais cela n'expliquerait pas mon geste.

Iboga était en moi. Pas une excuse. Aurais-je pu conduire cet homme vers la mort sans la drogue ni les paroles de Max ?

Je ne sais pas.

Malgré les années écoulées, j'ai toujours une montée d'adrénaline quand j'y pense. Un sentiment partagé entre le bien et le mal. Tuer un homme est mal mais le libérer est bien…

Max me parlait de libération, d'aide aux démunis en les guidant vers un monde meilleur… celui que je construirais un jour… moi, le Dieu… le nouveau Dieu…

Utopie. Tout était folie.

Je n'ai jamais rien construit, je n'ai fait que détruire.

20

2002

Passage à la nouvelle année. Encore une. Combien m'en reste-t-il ? Même ici, dans ma cellule d'isolement où les bruits de la détention n'arrivent quasiment jamais, j'ai entendu des hurlements cette nuit.

Les gens libres fêtent le passage d'une année à l'autre. Un moment entre potes. Ici, ce ne sont pas des cris de joie mais des appels de douleur. L'enfermement, le manque de liberté lors de moments symboliques comme le jour de l'An est terrifiant.

Dans un sens, il annonce la clôture d'une année. Encore une de passée. Mais il ouvre aussi la porte sur un nouveau temps de privation de liberté.

Personne ici ne connaît vraiment sa date de sortie. Certains ont bien sûr un jour butoir. Pas compliqué de faire une addition en fonction de sa date d'entrée et de la peine prononcée. Il y a des aléas. Réduction de peine mais aussi pétage de câble entre détenus ou avec des gardiens. Ça alourdit le temps d'incarcération.

Moi, j'ai pris perpète mais la psy m'a fait miroiter un espoir de sortie. Je préfère rester sur la défensive et pourtant je commence à bien l'aimer… Non, le terme n'est pas bon… à l'apprécier. C'est mieux.

J'ai passé plus de temps enfermé que libre. Heureusement j'ai l'écriture et le dessin. Je peux raconter mon court passé à l'extérieur. J'ai peur d'oublier ce que j'ai été, ce que j'ai fait… ce que j'ai vécu avec Max.

Allongé sur mon lit de béton fixé au sol, je regarde les cahiers alignés sur l'étagère. Des mots structurés en phrases. Des coups de crayon créant des dessins. Ma vérité est là. Je n'ai pas tout écrit. Je freine encore. Tout ne peut pas être mis au jour.

Je ne connais rien au fonctionnement du cerveau mais je sais qu'il fait des choix en fonction des douleurs qu'il perçoit. Des tiroirs se ferment avec des souvenirs dedans. Ils sont verrouillés et je ne sais pas comment les rouvrir. La psy a peut-être un passe-partout. En ce sens, elle est dangereuse.

Je n'ai rien oublié mais je ne veux pas m'en souvenir. Ce n'est pas pareil.

Étrange sensation entre l'attirance et la répulsion que cette femme m'inspire. Elle s'intéresse à moi. Enfermé, isolé, je suis évidemment sensible à l'intérêt qu'elle me porte. Mais une petite voix dans ma tête me dit que rien n'est gratuit. Est-elle vraiment sincère lorsqu'elle m'affirme qu'elle cherche le moyen de me faire sortir d'ici… au moins de temps en temps ? J'ai des difficultés à imaginer concrètement le sens du mot « altruisme ».

Je connais sa définition. Je l'ai même apprise par cœur. Mais en réalité, que veut-il dire ?

J'ai peut-être un début de réponse lorsque la porte de ma cellule s'ouvre pour le premier petit déjeuner de l'année 2002.

Monsieur est de service. C'est un gardien mais ce n'est pas Chef Martin. Comme premier visage de l'année, je préfère le sien à celui de l'autre enfoiré.

Par réflexe, je me lève et me positionne devant la grille, paumes vers le ciel.

Pour la première fois, je crois, Monsieur me sourit. Il ne va quand même pas me souhaiter une bonne année ?

– En ce jour de l'An, vous avez deux cadeaux, Jefferson Petitbois.

Je ne bouge pas et attends la suite.

Il me demande de reculer vers le fond de la cellule. Il pose le plateau sur la table. Monsieur regarde mes mains.

– Pas de menottes. En tout cas, pas avec moi. M. le directeur souhaite alléger les mesures drastiques de votre détention. Il nous a demandé si nous acceptions que vous ne soyez plus entravé.

– Nous ?

– Oui, nous. Le Chef Martin et moi. Pour les autres gardiens, lors de vos déplacements au parloir par exemple, il n'y aura plus aucune chaîne.

– Et ?

– J'ai accepté immédiatement. D'ailleurs pas certain que la mise systématique des menottes soit respectueuse du règlement régissant les centres de détention… Bref, ce n'est pas le sujet.

– C'était interdit ?

– Je n'ai pas dit ça, monsieur Petitbois… Laissez tomber. On ne reviendra pas en arrière. Pour ma part, l'affaire est réglée. Si vous respectez bien les consignes, plus d'entraves.

Je refoule la boule qui me monte instantanément du fond de la gorge. Les menottes, les chaînes n'étaient pas obligatoires. Un oubli sûrement. Un de plus peut-être.

La balle reste cependant dans mon camp : c'est encore à moi de faire les efforts, de prouver ceci, cela… Encore et encore… La loi n'a pas été respectée mais je dois montrer que je suis digne de son application. N'importe quoi !

Je ferme les yeux quelques secondes et respire profondément.

Peut-être devrais-je dire merci.

– Et pour le Chef Martin ?

– Je ne sais pas.

– Si, vous savez mais vous n'osez pas me le dire. Je vais le faire à votre place. Lui, il a refusé.

– Je ne sais pas.

– Il a refusé parce qu'il a peur. Peur de ma vengeance. Peur que je lui fasse payer toutes ses perversions… Vous lui direz qu'il n'a rien à redouter de moi. Je ne lui ferai rien.

– Ne comptez pas sur moi. Vous le lui direz vous-même quand vous le verrez… ce soir. Il est de service. Il vous apportera votre repas… Mangez, ça va être froid.

J'ai pas vraiment faim mais Germaine viendra chercher ses étrennes. Je vais lui mettre un peu de nourriture de côté.

Avant de me laisser seul et de refermer la porte, Monsieur m'annonce qu'un colis à mon nom est arrivé.

– Je vous le dépose cet après-midi.

– Il vient d'où ?

– Sur le carton, il est indiqué Jean Dumont.

– Qu'y a-t-il dedans ? Ma revue de l'année 2001 ?

– J'en sais rien.

– Mais si vous savez. Lettres et colis sont systématiquement ouverts.

– Pas par moi, en tout cas.

Bruits de clé dans la serrure.

Une minute plus tard, Germaine apparaît. Elle a encore grossi. Une nouvelle portée se profile. Ça fornique dur chez les souris… de vrais lapins.

*

Je pose le colis sur la table. Une feuille pliée en deux est scotchée sur le devant. Je veux faire durer le suspense. Je lis la lettre avant d'ouvrir le carton.

Bonjour Jeff,

Je sais que le passage d'une année à une autre est un moment particulier pour un détenu. Je ne vais donc pas en dire plus sur ce sujet… tu sais…
Alors comment vas-tu ? Tu me le diras dans ton prochain courrier. J'espère que tu continues à écrire, à dessiner, à lire et à te cultiver.
J'ai été contacté par Marie-Jeanne Delaboissière concernant ta demande de musique. J'ai pris moi-même contact avec le directeur de la prison. Tu as donc maintenant de quoi te mettre de la musique dans la tête.
Baladeur, casque et deux CD. J'ai noté sur une feuille quelques conseils d'utilisation. Le baladeur fonctionne avec des piles. Elles se vident assez vite. Je t'ai ajouté une série de rechange. Dans mon prochain colis, je t'enverrai des piles rechargeables avec un chargeur… Chaque chose en son temps.
Je sais que tu penses déjà à comment me rembourser. J'ai la réponse : continue à écrire, à dessiner, à rencontrer la psychiatre.
Porte-toi bien, Jefferson Petitbois.

Jean Dumont.

Ai-je déjà écouté de la musique ? Iboga me faisait entendre des sons. Des trucs bizarres dans ma tête. Sifflements, cris, bruits sourds… tambours… J'entendais aussi mon cœur battre. Une sensation flippante en réalité. Peut-être la peur de ne plus percevoir ses pulsations.

J'élimine cette pensée.

J'ouvre le carton, lis la notice et découvre les CD.

Je ne connais pas les groupes, chanteurs ni musiciens. Je déchiffre leurs noms : Tangerine Dream, *Ricochet* de 1975 et Pink Floyd, *The Dark Side of the Moon* de 1973. Pas très récent. J'avais dix, douze ans.

Jamais entendu parler. Aucune notion en langue étrangère. Je ne connais pas la signification des noms des groupes, des titres des albums ni des morceaux. Je m'en moque en fait. C'est ce que je vais entendre qui me paraît important.

Le fonctionnement de l'appareil est facile à comprendre. Quel CD en premier ? Attiré par la pochette, j'attaque par les Pink Floyd.

Dans la notice écrite par Jean, il me conseille de m'allonger et de fermer les yeux pour mieux me laisser porter par la musique. Pourquoi pas ? Je pose le casque sur la tête et appuie sur la touche « Play ».

Boom… Boom… Battements de cœur… Voix lointaines…

Les murs de ma cellule s'effacent.

*

La trappe basse de la porte s'ouvre.

– Ton repas du soir, Jeff le Négro !

Le plateau est poussé sans ménagement sur le sol. Vu l'heure, tout doit être froid. Une nouvelle brimade de Chef Martin.

Je plonge sur le sol, au plus près de la grille. La joue contre le béton, j'interpelle le gardien.

– Ouvrez la porte, Chef Martin. Faut que je vous parle.

– Moi, non. Alors tu bouffes vite fait et tu me rends le plateau dans cinq minutes.

Étonnamment, la trappe ne se referme pas. Comme si le Chef Martin attendait la suite.

– J'ai vu Monsieur au petit déjeuner. Je ne serai plus entravé avec lui. Et avec vous ?

– Pas confiance en un petit négro comme toi. Je te foutrai toujours les menottes et les chaînes.

– Je ne ferai rien de mal, Chef Martin.

– Je t'ai dit : pas confiance.

– Vous avez peur ?

Violent coup dans la porte. C'est ça. Il a peur de moi. Peur que je lui fasse payer ses injures, ses humiliations accumulées depuis tant d'années. Les mains libres, je suis moins vulnérable. Je la sens, sa peur, filtrer sous la porte.

La trappe se ferme en douceur. Je ne comprends pas. J'aurais cru qu'il serait furieux et qu'il la claquerait de rage.

Oui. Je crois vraiment que je lui fais peur. J'en ressens une immense joie.

Je mange avec appétit. Je donne sa part à Germaine qui retourne dans le mur en roulant du cul. J'esquisse un sourire. *Je fais peur au Chef Martin.*

Quelques minutes plus tard, il me demande le plateau. Je le lui glisse par la trappe.

– Chef Martin, je peux vous parler ?

La trappe se referme en douceur.

Je me sens fort en ce début d'année.

Je m'allonge, me mets le casque et enclenche le second CD.

La grille métallique s'évapore. La porte disparaît et les murs s'effritent. Je sens l'air iodé de la mer. Max me pose la main sur l'épaule. Tous les deux, nous regardons le coucher du soleil.

Il me tend un bol et je bois son contenu. Iboga.

21

Le lendemain, j'ai un nouveau parloir.

Marie-Jeanne Delaboissière m'attend. Pour la première fois, je traverse la prison sans aucune entraves. J'allais dire comme un homme libre. La liberté commence peut-être par de toutes petites choses comme celle-là. Je peux marcher les bras ballants, ou avec les mains dans le dos. Je peux me gratter le crâne d'une main sans que l'autre soit obligée de suivre. Je peux allonger mes pas autant que mes jambes le permettent.

Je me sens différent.

Le maton qui m'accompagne m'est inconnu. Ou bien insignifiant. Je m'attendais à Chef Martin ou à Monsieur. Ils sont peut-être tous les deux en congé. Ou bien, Chef Martin a tellement peur qu'il se cache et ne s'occupera plus de moi sans menottes. Je me sens fort.

Au détour d'un couloir, j'entre dans un sas face à une rotonde vitrée. Le point central de la prison. Je crois que les gardiens de permanence sont devant des écrans de télé à scruter les images de vidéosurveillance.

Il est là. Chef Martin est debout au milieu de la pièce. Tasse de café à la main. Il me fixe. Il savait que j'allais passer là à cet instant. Il y a des caméras partout.

Je n'aime pas son regard et encore moins son sourire en coin. *T'as peur de moi. Je le sais. Je le sens. T'as de la chance qu'il y a les grilles et les vitres entre nous. Enfoiré !*

J'ai pensé ces mots. Lui aussi pourrait se dire la même chose. Qui sera le plus fort ?

La psy m'accueille avec un grand sourire. Ça fait du bien.

– Asseyez-vous, Jefferson.

– Merci, madame… Enfin, pas merci de m'autoriser à m'asseoir mais pour la musique et…

Je lève les deux bras.

– … et le retrait des menottes et des chaînes.

– C'est grâce à vous. Vous acceptez les conditions. Vous assumez votre partie du contrat. Je fais de même. Mais c'est quand même le directeur qui a pris la décision.

– Avait-il vraiment le choix ?

– Qu'entendez-vous par là ?

– J'ai cru comprendre que mes entraves n'étaient pas complètement réglementaires. Après toutes ces années en cellule d'isolement. C'est dur de se dire que j'ai souffert pour rien. Vous le saviez que c'était interdit ?

– Le terme n'est peut-être pas le mieux choisi. J'ai compris que cette procédure n'était pas ou plus justifiée. C'est difficile de faire bouger des habitudes, surtout dans un monde clos comme celui de la prison.

Elle baisse les yeux et sort son matériel. Réveil et magnéto qu'elle ne met pas en route. Elle change de conversation.

– C'est fini, Jefferson. Ne vous focalisez pas là-dessus. Faut continuer à aller de l'avant… Bon, et cette musique ?

Je reste quelques secondes sans voix : aller de l'avant quand on a pris perpète. J'en crois pas mes oreilles. Elle est trop intelligente pour ne pas l'avoir fait exprès. Y a un message derrière ça. Lequel ? La possibilité de sortir un jour ? Une liberté conditionnelle ? Une semi-liberté ? Que sais-je encore ?

Je ne relève pas la phrase. On verra.

– J'écoute en boucle. J'ai déjà bouffé un jeu de piles. Jean m'a écrit qu'il m'en fera parvenir des rechargeables… J'espère. C'est trop bien. Je m'évade.

– Je suis contente d'entendre ça. C'est dans la tête. Mais la liberté commence par là. Un jour, je l'espère, vous serez physiquement libre. Il faut continuer le travail.

J'acquiesce.

Le sujet qu'elle me propose d'aborder aujourd'hui ne me plaît pas. Et pourtant, il m'obsède. Elle veut que je lui parle du meurtre de la jeune fille dans la forêt et du premier SDF à la chapelle. Elle m'explique qu'elle ne veut pas que je décrive les scènes ni que j'entre dans les détails de l'acte. Pas de voyeurisme. Ce qu'elle veut c'est que je parle de sentiments, de sensations, de plaisir, s'il y en a eu, de douleur… de tout ce que l'esprit peut ressentir.

Je regarde une trace imaginaire sur la table. De l'ongle, je la gratte pour la faire disparaître. Si je refuse de parler, elle va peut-être me reprendre le baladeur ou me faire remettre les chaînes. Je ne veux pas être puni. Je ne suis plus un enfant que l'on met au coin.

Pas une seule fois, je n'ai été mis au coin ! Je n'ai jamais eu de mère ni de père pour me punir !

Je relève la tête et la fixe. Elle ne se sent aucunement gênée. Elle a compris ce que je ressens. Une provocation… Pas malsaine mais utile pour me faire dire des choses.

Je vois la jeune fille attachée à l'arbre. Je suis de nouveau à côté du SDF. Mes mains sont couvertes de sang.

La psy coupe ma réflexion.

– Vous souvenez-vous du prénom de la jeune fille ?

– Non.

– Pourquoi ?

Bonne question. Je n'ai jamais su celui du SDF et je m'en fiche complètement. Évidemment que j'ai connu celui de la jeune fille. J'ai vécu avec elle. Mais je l'ai gommé. J'ai voulu l'effacer de ma mémoire. Entre le SDF et elle, pourtant, ça n'a pas la même importance.

Une contradiction.

– Lancez-vous, Jefferson. La jeune fille était plus proche de vous que le SDF et pourtant vous avez volontairement oublié son prénom. Quelle différence faites-vous entre les deux ?

– C'est paradoxal ? C'est ça ?

– Je ne sais pas. À vous de me le dire.

– J'ai écrit longuement sur elle. Je suis capable de décrire les moindres détails de mon acte. L'avant, le pendant et l'après. Je sais aussi pourquoi je l'ai tuée… Enfin, je le pense. Je vous en ai même parlé.

Marie-Jeanne Delaboissière confirme.

– Pour le SDF, c'est différent. Max et moi l'avions ramené à la chapelle pour une raison précise. Ensuite, c'est flou. Je n'ai rien pu écrire sur lui. J'ai fait des dessins.

– Pouvez-vous me les décrire ?

Traits succincts. Formes minimalistes. Pas de visage. Juste un contour. Seul le couteau est parfaitement représenté… ainsi que la tache sombre, rouge, sur la poitrine du sans-abri.

– Un SDF, un sans-abri… un être quelconque… Alors que la jeune fille, elle comptait pour moi.

– Pas suffisant, Jefferson. Continuez.

Je voudrais l'envoyer balader mais je ne peux pas cette fois. Elle a raison. Je dois comprendre cette différence de traitement. Mes souvenirs sur la mort de la fille et la façon dont je l'ai préparée et exécutée montrent qu'elle avait une grande valeur pour moi et pourtant je ne me souviens pas de son nom. Concernant le SDF, c'est comme si je l'avais oublié… Aucune importance, en fait.

Oui. J'ai assassiné la jeune fille. Je l'ai fait avec délectation et par égoïsme. Je voulais me mettre à la même hauteur que Max, lui montrer qu'il pouvait compter sur moi.

Mais je lui ai ôté aussi la vie par vengeance. Une fille aimée de ses parents. Tout cet amour que je n'ai jamais reçu. Le malheur est tombé sur cette famille. Une satisfaction personnelle.

En revanche, j'ai assassiné le SDF sans plaisir ni envie. Un être sans valeur pour moi. Max me l'a demandé. Je l'ai fait. Je lui ai montré que j'étais fiable, qu'il pouvait compter sur moi.

La psy sait remuer les choses dans ma tête. Je ne comprends toujours pas pourquoi elle fait ça. Elle doit avoir ses raisons. Si c'est pour m'aider à sortir, je veux bien continuer.

Elle semble bien meilleure que tous les avocats que j'ai pu avoir.

Une heure vient de passer. La sonnerie du réveil le fait savoir. C'est la première fois que je suis frustré d'arrêter. Elle s'en aperçoit.

– Pas à pas. Ne pas brusquer les choses…

– Oui… J'ai le temps.

Elle ne relève pas la pointe d'ironie.

Elle range mon dossier, le réveil et le magnéto dans le carton puis sort une enveloppe qu'elle pose devant moi.

– Ouvrez, c'est pour vous. Les gardiens sont au courant. Pas de souci.

À l'intérieur, deux jeux de piles neuves et un nouveau CD. Je regarde la couverture et lis à haute voix.

– Deep Purple. *Made in Japan*. Original de 1972.

Je fais la moue. Ça ne me dit rien. Encore plus ancien que les autres.

– Complètement différent des CD précédents, me précise-t-elle. Pas la même évasion. Je vous conseille tout particulièrement le second morceau : « Child in Time ».

– Qui veut dire ?

– Mot à mot, le titre signifie « Enfant dans le temps ». Hors contexte de la chanson et sans la musique, cela ne signifie pas grand-chose. Je vous ai mis la traduction des paroles et un petit commentaire du chanteur sur son texte. Un élément de réflexion comme un autre. Vous en faites ce que vous voulez. Je peux cependant vous conseiller d'écouter plusieurs fois le morceau, les yeux fermés en vous laissant embarquer par la musique mais aussi par sa violence, puis lire et comprendre le texte. C'est pas compliqué… Vous avez bien travaillé aujourd'hui.

Voilà. Une heure auparavant, j'ai failli être puni. Maintenant, je suis récompensé. J'ai l'impression d'être toujours un enfant. *Si tu ne sais pas d'où tu viens, tu seras toujours un enfant*, a écrit Cicéron.

Je crois comprendre le message.

« D’où je viens » ne signifie pas nécessairement ma naissance première, celle sous-entendue habituellement, mais l’autre naissance, celle issue de ma rencontre avec Max.

Je longe les couloirs, traverse des sas avec un gardien accompagnateur. Devant la rotonde vitrée, je ne vois pas le Chef Martin. Mon rythme cardiaque redescend. J’arrive devant la porte de ma cellule.

Elle est ouverte…

J’entre…

Coup de poing au plexus. Un truc à couper le souffle. Un mélange de douleur et de colère.

Durant une fraction de seconde, je pense à une fouille de ma cellule. Mais non… non, ce n’est pas ça.

Matelas en boule et draps déchiquetés. Revues éparpillées et déchirées.

On a voulu délibérément me faire mal, me toucher au plus profond de ce que j’ai… L’intime. La seule chose qui me reste.

Plus de cahiers. Volés.

Mais il y a pire encore…

Sur la table, je vois Germaine. La tête écrasée.

22

Doux enfant dans le temps
Tu verras la ligne
La ligne dessinée entre
Le bien et le mal

Regarde l'homme aveugle
Tirer sur le monde
Des balles qui volent
Criblant d'impacts

Si tu as été mauvais
Seigneur, je parie que tu l'as été
Et que tu n'as pas été frappé
Par le plomb qui vole

Tu ferais mieux de fermer les yeux
Et de t'incliner
Et d'attendre le ricochet

Je voudrais t'entendre chanter

Intensité musicale à vous arracher des larmes. « Child in Time ». Ça me parle. Une métaphore de ma propre vie.

Merci, Marie-Jeanne Delaboissière. Je le lui dirai quand je la reverrai… quand ma colère se sera dissipée, lorsqu'elle se sera tarie… après la mort de Chef Martin.

Qui d'autre que le Chef Martin pouvait être l'instigateur du vol de mes cahiers et du massacre de Germaine ?

Elle attendait des petits.

Ils sont morts avant d'être nés.

Max me manque.

Jean aussi.

Monsieur se tient droit devant la grille de ma cellule. Moi, je suis assis sur le rebord du lit.

– Sûr que c'est le Chef Martin. Je veux porter plainte pour vol et assassinat.

– Faut peut-être pas trop en faire, monsieur Petitbois. Rien ne dit que c'est le Chef Martin. Et puis, la souris, c'est plutôt un acte… comment dire… de santé publique. C'est porteur de maladies. D'ailleurs, je vais en parler au directeur pour une dératisation des locaux.

– Si c'est pas lui, c'est qui ?

Je lève la tête vers le gardien.

– Vous, peut-être ?

– Vous savez très bien que non.

– C'est pas un détenu. Y en a pas dans le coin. C'est obligatoirement un maton. Et il y en a qu'un seul capable de me faire ça. Il m'en veut parce que je suis noir, parce que je connais plus de choses que lui…

– Il n'y a jamais eu d'ambiguïté sur la place des uns et des autres dans un lieu de détention. Nous ne sommes pas du même côté de la barrière. Aucun agent pénitentiaire n'a tué ni violé… Vous si.

– Je n'ai violé personne.

– Ce n'est pas ce qui a été dit à votre procès. Votre condamnation à la peine capitale, commuée en perpétuité, est en partie due à ce cumul de crimes.

Je me fourre la tête dans mes mains. *Je n'ai pas violé mais j'ai accepté d'endosser cette accusation.*

– Cette conversation n'a pas lieu d'être, Monsieur.

– OK. Je voulais juste dire que la perte de vos cahiers et l'élimination d'un nuisible ne sont pas comparables avec vos exactions.

Avec la préventive, vingt-trois ans que je suis enfermé… J'ai bientôt trente-neuf ans… Et j'entends encore ce genre de connerie. J'aurais préféré passer sous le couperet de la guillotine. La douleur aurait été plus douce. En une fraction de seconde je serais passé de la lumière aux ténèbres sans en avoir conscience. Bien sûr, il y avait la souffrance de l'attente et la peur des derniers instants. Les tourments que j'endure depuis sont pires parce qu'ils ne s'arrêtent jamais. Ils continueront jusqu'à ma mort.

Monsieur est sorti de ma cellule. Je ne m'en suis même pas rendu compte. Je m'allonge et remets le CD des Pink Floyd.

Une infinie tristesse m'envahit. Ce n'est pas la Louisette qui aurait pu me sauver. J'aurais dû réussir mon suicide. Max… Max… C'est toi l'origine de tous mes malheurs. Pourquoi ne m'as-tu pas laissé me noyer ?

Je me lève. Seuls les cahiers remplis ont été volés. Il me reste les vierges. Un signe. Je dois continuer.

J'en prends un nouveau. J'ai des trucs à écrire et à dessiner. Je ne suis pas encore mort. J'ai toujours des choses à hurler.

Max dépose le cœur du SDF dans la coupe formée par mes mains réunies.

– Plus que le cerveau, le cœur humain est le lieu de tous les symboles. Il est le centre des émotions, du spirituel, de la morale et de l'intelligence. La couleur rouge n'est qu'apparence. Il est blanc ou noir, bon ou mauvais.

– Il est encore chaud.

– Ferme les yeux et concentre-toi. Comment était l'homme qui le possédait ? Bon ou mauvais ?

Je fixe Max, à la recherche de la réponse… de sa réponse. Il me sourit. Je réponds que cet homme était bon. Il cligne des yeux. Je ne sais pas si c'est la bonne réponse et ne le saurai jamais. Max reprend l'organe et le plonge dans un bocal rempli d'un liquide translucide.

– On le conserve.

Quant au reste du corps, il y a suffisamment de tombes dans le cimetière attenant à la chapelle pour le faire disparaître. Déposé au fond d'un caveau, quelques pelletées de terre pour éviter les odeurs et replacement de la pierre tombale.

À la tombée de la nuit, je grimpe sur la colline toute proche. Devant moi, la mer. Je suis en haut d'une falaise. Le soleil se couche. Une légère brise se lève et caresse ma peau. Un frisson me parcourt le corps de haut en bas. Je me retourne. À une centaine de mètres, le cimetière. Max est au milieu des tombes, les mains sur les hanches. Il me regarde. Je distingue mal les traits de son visage mais je peux dire qu'il ne sourit pas. Pas d'inquiétude. Il sait que je ne partirai pas d'ici… ou du moins pas sans lui.

Je compte.

D'ici, je discerne les stèles restées debout. Une bonne dizaine. Rien ne dit qu'on mettra un seul SDF par tombe. On a de la place.

Un an de crimes. Un an de massacre.

Des SDF. Qui se soucie de ces gens déjà morts et oubliés ? Quelle est la valeur de leur vie ? Que s'est-il passé pour que la police s'intéresse enfin à leur disparition.

Je le sais… C'est ma faute.

Moi, j'avais Iboga et Max. L'un m'attendrissait l'esprit pendant que l'autre le forgeait à sa logique. Peu à peu, on construisait la nouvelle communauté. J'étais le sauveur d'âmes en déshérence. Des bocaux s'alignaient sur l'autel de la chapelle.

Mes mains restaient tachées par le sang des victimes.

Parfois, je pleurais.

Je stoppe la narration. Je pose mon crayon. Des émotions remontent. Je n'ai rien dit lors du procès. Cela ne regardait personne. Après toutes ces années, je dois mettre des mots sur ces sensations. Je ne comprendrai sûrement jamais les tenants et les aboutissants. Est-ce utile, d'ailleurs ? La psy est un déclencheur de réactions. Elle a un rôle important. Elle m'oblige à réfléchir, à ouvrir les tiroirs de la mémoire. Je ne veux plus savoir pourquoi elle insiste tant. Peu importe.

J'ai trop de choses à écrire et à dessiner.

Je reprends mon crayon.

Domination. Soumission aveugle. Max… un maître. Le mien. Ses désirs devenaient les miens. Iboga effaçait le peu de réticence qui me restait. Un demi-bol aurait largement suffi mais je voulais aussi oublier… Ne pas me souvenir de l'après.

On a écumé la région et bien au-delà pour trouver des SDF isolés. On devait être certains que personne ne s'inquiéterait de leur disparition. Quand on en dégotait un, on l'embarquait et on le ramenait à la chapelle. Comme un animal apeuré et affamé, Max l'appâtait avec un peu de nourriture et d'alcool, meilleur que le mauvais vin qu'il se procurait dans la rue. Un peu d'Iboga aussi… le minimum pour qu'il se sente en sécurité, au chaud, à l'intérieur.

Commençait ensuite le rituel de la purification et de la mise à mort.

Je change de page. Besoin de dessiner.

Corps nu allongé sur une table. Mon dessin me fait penser à un tableau flamand de la Renaissance découvert dans l'encyclopédie de la bibliothèque de la prison. Presque une aura biblique. Exagérément musclé, finement ciselé. Au centre du chœur de la chapelle. En arrière-plan, Max en prêtre noir… À côté de l'homme, une ombre.

Il m'est impossible de me représenter. Je ne sais pas le faire. Pas de talent pour l'autoportrait. Une simple silhouette. Une brume… Un voile… Seul le long couteau et la main qui le tient sont visibles.

Je jette mon crayon et vais me réfugier sur mon lit. J'enclenche le CD de Deep Purple.

Doux enfant dans le temps
Tu verras la ligne
La ligne dessinée entre
Le bien et le mal

Je ne m'en sortirai jamais.

Bruit de serrure. La porte de la cellule s'ouvre. Chef Martin se tient devant la grille.

Je régule ma respiration. Je ne peux rien faire tant qu'il n'entre pas. *Putain, je te jure que je vais te tuer…*

– Je vois que tu as repris le dessin et l'écriture.

Ne pas réagir. Ma vengeance n'en sera que plus terrible.

– Mais… Où sont les autres carnets ? Les aurais-tu jetés ?

Sûr, je vais te tuer.

– Mouais… Je sais. T'as pas trop d'humour… Je peux comprendre… Tout ce travail fichu en l'air. Mais enfin… Pas grave. Vu le nombre d'années qu'il te reste, t'as tout le temps de recommencer… Plusieurs fois même.

Le Chef Martin sort la clé de sécurité incendie et la tapote sur l'un des barreaux de la grille.

– Malgré son surpoids, je crois que je l'ai ratée la première fois… Enfin, quand je dis rater c'est surtout la tête. J'ai dû lui exploser les reins. J'étais triste de voir ses pattes antérieures tenter d'avancer tandis que les postérieures ne pouvaient plus rien porter. Sûrement quelques vertèbres de déglinguées…

Je me lève en furie et empoigne la grille.

– Putain d'enfoiré !

Le Chef Martin recule. Large sourire.

– Pas de panique, Jeff le Négro. J'ai abrégé ses souffrances. Un seul coup sur le crâne a suffi.

J'ai hurlé.

– Je vais te tuer ! Putain ! Je vais te tuer !

Coup de clé sur les barreaux. Il rate mes doigts de quelques centimètres.

– T'as oublié de ponctuer ta phrase par « Chef Martin », Jeff le Négro ! Allez répète après moi : *Je vais te tuer, Chef Martin !*

Je souffle. Je perds mon sang-froid. Je sens un filet de bave couler au coin de ma bouche. Une ébullition intérieure. J'agrippe les barreaux et les secoue de toutes mes forces.

– Ouvre cette putain de grille !

Sourire figé, Chef Martin referme lentement la porte.

– Ne sois pas pressé, Jeff le Négro… Demain c'est la douche et je suis de service. Tu auras tout le loisir de me faire la peau. Bonne nuit.

23

Durant une bonne partie de la nuit, j'ai échafaudé tous les plans possibles pour lui faire la peau. Dans ma cellule, sur le chemin menant à la douche, à l'entrée des sanitaires.

Comme pour le maton Durance, je me vois lui exploser le dos avec la grille de ma cellule. Ou bien, je lui enfonce sa clé de sécurité au plus profond des entrailles… Je lui fends le crâne en deux avec la lance à incendie…

Je vais te tuer, Martin !

Je me tourne, me retourne sur mon lit. Je me lève, fais des pompes, me recouche en sueur. La fièvre monte. Je ne tiens plus en place. Ma cellule est devenue trop petite. La solitude est une ennemie insidieuse. Elle s'accroche à vous, vous pénètre et ne vous lâche plus. Elle est en train de me bouffer de l'intérieur.

Je vais finir fou si je ne sors pas d'ici. L'année 2002 sera ma dernière dans cette prison.

Bientôt je serai libre. Peu importe de quelle façon.

Je finis par sommeiller une ou deux heures. Malgré le froid extérieur, j'ai entrouvert la fenêtre au maximum et écouté la mer. Les vents soufflent dans le bon sens et m'apportent sons et odeurs.

J'aimerais sentir les embruns iodés sur ma peau.

Un jour… Oui, un jour, je me promets que je foulerai de nouveau le sable et les rochers de la plage.

– L'heure de la douche ! Bouge ton cul de chimpanzé ! Y a du boulot ! Va falloir récurer… Ça pue ici… Jeff le Négro.

Réveil brutal. Pas de petit déjeuner. Plus tard, après. Si je suis encore vivant… quand j'aurai buté le Chef Martin.

Je tente de réguler ma respiration. Ne pas céder à la provocation.

Prends ton temps, Jeff. Sens le bon moment. La précipitation est mauvaise conseillère. Vise l'objectif. Les conséquences n'ont plus aucune importance. Tu veux sa mort ? Donne-toi le temps et les moyens.

Max aurait pu dire ces paroles de sagesse. Il n'est pas là, alors je dois être fort, grand… adulte.

Je me lève lentement. La porte s'ouvre. Chef Martin a le sourire.

Il n'est pas seul. Un gardien que je ne connais pas est avec lui. Il a peur et s'est fait accompagner comme un petit garçon.

– Tiens, tiens… Chef Martin. T'as pas osé venir seul ? Trop peur de te prendre la raclée de ta vie ?

C'est l'autre gardien qui répond :

– Monsieur Petitbois, vous ne pouvez pas parler à un agent de cette façon. Reprenez-vous sinon je serai dans l'obligation de consigner vos propos et d'enclencher une procédure disciplinaire.

– C'est une plaisanterie ?

Je lève les bras.

– Parce que je vis quoi ici ? Que peut-il m'arriver de pire ? Plus de douche ? Plus de promenade ?

– Entre autres.

– Que le Chef Martin arrête d'abord de m'insulter ! Qu'il me rende mes cahiers ! Qu'il s'excuse pour ce qu'il m'a fait et pour l'assassinat de Germaine.

Rire gras de Martin.

J'ai failli lui foncer dessus. Je suis retenu par le gardien inconnu.

– Monsieur Petitbois. Je ne plaisante pas. Alors on va y aller par étapes. La première, je vous emmène à la douche. Le Chef Martin ne vient pas. Je vous laisse un peu plus de temps que d'habitude. Ça vous fera le plus grand bien. Ensuite, je vous ramène dans votre cellule et, si vous êtes calme, on cause quelques minutes ensemble…

– Vous êtes mon nouvel avocat ? C'est ça ?

– Pas vraiment… Je tente de vous aider à éviter le pire.

– Ce n'est pas ma faute mais celle de ce… de cette…

– Pour la dernière fois, monsieur Petitbois, calmez-vous !

Son regard est dénué de colère. Aucune compassion, ni agressivité. Il est neutre.

J'accepte. Ce n'est qu'un simple décalage temporel. Je le retrouverai dans une heure, un jour… une semaine ou plus. Il y aura un moment où on sera seuls, tous les deux, une fraction de seconde. Il finira par baisser la garde et là, je le tue. De mes mains nues, je lui arrache le cœur. Aucune chance qu'il finisse dans un bocal, celui-là… Je le donnerai à bouffer aux rats…

Dans le couloir, le Chef Martin laisse une bonne distance de sécurité entre nous. Ce n'est que partie remise. Le gardien inconnu m'indique la direction à prendre.

J'ai peut-être tout à craindre dans les douches. Pas d'autres détenus. Un seul maton. Il se la joue respectueux.

– Je reste à l'entrée. Vous pouvez vous foutre à poil sans problème. Personne pour vous mater.

Il regarde sa montre.

– Dix minutes.

Les dix dernières avant de mourir, peut-être. Je ne le dis pas mais je le pense. Un traquenard. Pendant que je serai sous le jet, les petits copains de cet enfoiré de Martin vont me choper et me fracasser la tête contre le carrelage. Qui se soucierait de ma disparition ? Personne.

Je me déshabille et entre dans le carré des douches. Je me savonne. Besoin de frotter plusieurs fois. Je me sens sale. Je récure tous les coins et recoins. La moitié du savon y passe. Jambes et bras écartés, je savoure de longues minutes. L'eau chaude ruisselle sur ma peau. Une douche par semaine, c'est peu.

J'actionne plusieurs fois le poussoir de la douche. Encore et encore… Les yeux clos, je me laisse porter par les sons de l'eau qui coule. Avec un minimum d'imagination, je pourrais me retrouver sur la plage. Bras ouverts sur l'océan. Une pluie d'été me fouette le visage. Ma chemise me colle à la peau. Je vais mieux… Je vais bien… Mon esprit s'évade.

– C'est l'heure, monsieur Petitbois. Vous avez eu largement le temps. Rhabillez-vous.

La fermeté de la voix du gardien ne tolère aucun délai supplémentaire. J'ai déjà eu un sursis. Je me sèche et passe des fringues propres.

Pas d'arnaque. Pas encore.

On sort du secteur des sanitaires et on pénètre dans le couloir de ma cellule.

– Pas de Chef Martin ? Trop peur pour être face à moi ?

Le maton me bloque le bras.

– Je crois que vous n'avez pas tout compris à la situation. Si je suis venu aujourd'hui alors que ce n'est ni mon secteur ni mon temps habituel de travail, c'est pour lui éviter de faire une connerie. Je suis là pour éviter qu'il vous tue.

J'éclate de rire.

– Plutôt parce qu'il a la trouille que je lui fasse bouffer son trousseau de clés.

– Je ne parierais pas un centime d'euro sur votre tête. Vous ne savez pas de quoi il est capable. Je peux vous assurer que si vous aviez levé la main sur lui, vous seriez étalé là, sur le sol, la tête éclatée. Pas besoin de clés ni d'arme… juste un support bien dur comme un sol en béton ou un mur en agglo.

Une façon comme une autre d'en terminer.

Le gardien m'amène jusqu'à la porte de la cellule.

– Ni lui ni vous, vous n'avez de souci à vous faire pour la suite. Vous ne vous reverrez jamais. Le Chef Martin part à la retraite à la fin de son service d'aujourd'hui. Il quitte définitivement l'administration pénitentiaire.

Il me pousse dans ma cellule.

– Pas la peine que je lui dise au revoir de votre part ?

Même pas envie de sourire. Une occasion ratée. Je ne sais pas si je dois être soulagé ou non. Le désir de vengeance est toujours là. Il s'en tire bien, cet enfoiré. Il a volé mes cahiers et tué Germaine parce qu'il savait qu'il ne rendrait jamais de comptes sur ces exactions. Bien joué. Il a même réussi à me faire croire qu'il allait rempiler pour deux années supplémentaires. Un mensonge de plus.

Je me sens frustré.
Je me laisse choir sur mon lit.
Je sens quelque chose sous la couverture.
Je la soulève.
Mes cahiers… Tous mes carnets sont de retour.

24

Ils sont tous là. J'avais mis des numéros sur les couvertures. Aucun cahier ne manque. J'ai celui sur Max, sur la fille tuée dans la forêt, sur les meurtres des premiers SDF… J'ai les dessins de la chapelle et du cimetière. J'ai aussi quelques textes courts, presque poétiques, sur la mer, le vent.

Pourquoi le Chef Martin me les a-t-il rendus ?

Juste pour me faire mal…

J'en suis débarrassé pour toujours. Comme tout le monde, il va crever. J'espère que ça se fera dans d'atroces souffrances.

Je les range sur les étagères dans l'ordre chronologique d'écriture. Je les ai remplis en fonction des images qui remontaient à ma mémoire, des tiroirs qui s'ouvraient et des envies.

Marie-Jeanne Delaboissière a le don pour faire resurgir les souvenirs. Son travail est loin d'être terminé. Je le sais. Avant d'être arrêté par la police, j'ai vécu deux années avec Max. Des jours et des jours d'intenses délires.

J'ai tout assumé… même ce que je n'ai pas fait… Pour lui.

Le chemin que j'ai emprunté était sombre mais celui de Max l'était encore plus. Une noirceur extrême.

Nous avons marché en parallèle. Je n'ai pas pu aller aussi loin que lui.

Je mets le casque et enclenche un CD. La nuit arrive et je me sens apaisé. Mes cahiers sont là. Le Chef Martin est parti.

Une petite pointe de tristesse lorsque je pense à Germaine… Ce n'était qu'une souris. L'une de ses filles viendra prendre sa place. Dès demain, je mettrai quelques miettes devant la fissure du mur. Je m'endors.

Au milieu de la nuit, réveil en sueur. Douleur dans le ventre. Je me redresse. La douleur augmente.

Jamais été malade. Je ne sais pas ce que cela veut dire. Aucun médicament. À croire qu'Iboga m'a protégé de tout.

La douleur persiste. Pas question d'appeler un maton.

Je recherche une meilleure position. Allongé sur le dos, je ne tiens pas longtemps. Sur le côté droit, en chien de fusil, c'est pas mieux. À gauche, c'est acceptable.

Je finis par retrouver le sommeil… La douleur disparaît aussi soudainement qu'elle est apparue.

Les jours passent. Seul leur nom change. La routine reprend ses droits. Je continue mon sport. Pompes dans ma cellule et footings dans la minuscule cour de promenade.

Chef Martin a effectivement quitté la prison. J'éprouve un manque. Ce phénomène n'est pas réservé aux bonnes choses. Il faut s'habituer aussi à la disparition des mauvaises. Un temps d'adaptation. Je n'ai aucune activité pour m'aider à oublier. Toutes mes pensées sont tournées vers mes premières années de vie. La lecture des revues, la rédaction des cahiers et surtout les entretiens avec la psy m'obligent à me plonger encore et encore dans mon passé.

Deux semaines après le départ à la retraite du Chef Martin, j'ai un nouveau parloir avec Marie-Jeanne Delaboissière.

Le maton remplaçant est de service. Rien à dire sur ce type. Ni en bien ni en mal. Un jeune tout frais émoulu de l'école. Il ne semble pas très motivé par son travail. Un boulot comme un autre avec des horaires à respecter et des consignes consciencieusement apprises et appliquées. Le règlement, c'est le règlement. Un gardien, c'est un gardien. Un détenu, un détenu.

– Parloir ! Jefferson Petitbois.

Je me suis peut-être redressé de mon lit trop vite. J'ai réveillé la douleur dans l'abdomen.

Le gardien s'en aperçoit.

– Quelque chose ne va pas ?

– Ça va aller. Ça m'arrive depuis deux ou trois semaines mais ça finit par passer. Merci de vous inquiéter. Pas de souci. Je dois faire trop d'abdos.

Les premiers mètres dans le couloir sont difficiles puis la douleur s'estompe et disparaît, arrivé au parloir n° 2.

Rituel habituel de reprise de contact.

Elle semble de bonne humeur.

– Nous sommes à un tournant de nos entretiens, Jefferson.

– Je vais bientôt sortir ?

– Je n'ai pas dit ça. De bonnes choses ont été faites. Entraves supprimées et musique…

– Le Chef Martin en retraite.

– J'imagine que ç'a été une bonne nouvelle pour vous.

– Excellente, oui. Et j'ai aussi…

Je m'arrête en pleine phrase. Je m'aperçois que je ne lui ai jamais parlé de Germaine ni des cahiers. Elle sait que j'écris et dessine mais je ne lui ai jamais parlé du contenu. Trop intime. Elle trifouille suffisamment dans mes neurones. Pas envie de lui donner encore du grain à moudre.

– Oui ? Vous vouliez ajouter autre chose ?

– Non. Vous savez, il ne se passe pas grand-chose durant la journée.

– Je sais, Jefferson. Nos entretiens cassent un peu la routine, vous ne trouvez pas ?

– Bien sûr, mais j'ai le sentiment de vivre toujours dans le passé. Aucune perspective d'avenir.

– J'ai encore quelques points à voir avec vous. Ensuite, je vous promets qu'on abordera le futur. Je vous l'ai déjà dit : bien qu'il soit particulièrement long, le séjour ici n'est qu'un passage.

– Je me souviens de l'entrée dans le tunnel mais je ne vois pas l'autre extrémité.

J'esquisse un sourire. Pour la forme. La tristesse est là.

– Elle viendra. Ne perdons donc pas trop de temps. J'ai encore deux points importants… primordiaux même… à travailler avec vous. Il y a les faits mais aussi la façon dont vous les avez appréhendés et compris. On va les analyser un peu vous et moi, si vous le voulez bien.

« Voulez bien » ? Pas vraiment le choix. Je lâche un « OK » contraint.

– Bien, Jefferson. Revenons à Max… et principalement à sa disparition.

Je l'interromps une seconde fois.

– S'il y a deux points, c'est quoi l'autre ?

– Vous ne voulez pas qu'on parle de Max ?

– J'ai pas dit ça. C'est quoi l'autre sujet ?

Rarement vu une telle intensité dans ses yeux. Je ne sais pas si c'est un sentiment de colère qui vient de traverser son regard ou bien une interprétation de ma part.

Sa voix est ferme. Aucun trémolo lorsqu'elle me lâche :

– Le viol.

Coups de poing. J'encaisse.

– Tout a été dit lors du procès.

– Je commence à vous connaître, Jefferson. Vous n'avez pas tout dit sur ce sujet. J'en suis certaine.

– Ça ne sert à rien de revenir là-dessus.

– C'est obligatoire pour compléter mon dossier. Si je veux défendre une libération conditionnelle, je dois être certaine que votre sortie ne mettra pas de jeunes femmes en danger.

– Je pense que vous avez déjà votre propre idée sur le sujet.

– Ce n'est pas clair. Mais on peut reporter ce thème pour plus tard et travailler autour de Max.

– C'est du chantage.

– Non, Jefferson. Nous avons conclu un contrat tous les deux.

– Et si je ne vous dis pas ce que vous voulez entendre, je repars pour des décennies ici.

– Aucune conclusion hâtive de ma part. Vous ne savez pas comment je peux analyser vos propos. Il me semble que le deal était d'énoncer la vérité : la vérité selon Jefferson Petitbois. C'est ça qui m'intéresse et rien d'autre.

– Pas ma vérité mais « la » vérité. Je n'invente rien.

– OK. Partons là-dessus. Alors j'aimerais connaître la vérité sur le viol d'une jeune femme et sur la disparition de Max. Je ne peux pas être plus claire.

Je comprends son raisonnement. Elle aura devant elle le déroulé complet de ma vie. Ma petite enfance chaotique, du bébé abandonné, de l'enfant baladé de foyers en familles d'accueil jusqu'à ma tentative de suicide et ma rencontre avec Max. Puis les deux années à la chapelle. Elles commencent par le meurtre de la jeune fille dans la forêt et se poursuivent par l'élimination de SDF. Elles se termineront par la disparition de Max. Quant au viol ? Pas envie de m'en souvenir.

La psy semble encore lire mes pensées.

– Les faits sont une chose mais ce qui m'intéresse surtout c'est la façon dont vous les avez vécus. Comment pouvez-vous en parler ? Quels sentiments vous inspirent-ils sans oublier les effets de l'iboga. Quels étaient vos fantasmes, vos rêves et vos cauchemars ?

– Creuser… Toujours fouiller au plus profond de ma cervelle. C'est ça votre fantasme ?

– Vous connaissez très bien la définition de l'altruisme. C'est ce mot qui guide mon action vis-à-vis de vous. Rien d'autre.

J'en doute mais ne fais aucun commentaire.

– Alors, Jefferson, par quoi souhaitez-vous commencer ?

Je regarde la caméra accrochée au-dessus de la porte. Je fais un signe.

– Gardien ! Je veux retourner en cellule.

Étonnement de Marie-Jeanne Delaboissière.

– Vous ne faites que retarder l'échéance. Pas de liberté conditionnelle sans mon accord. Je n'émettrai pas d'avis favorable si je n'ai pas les réponses à toutes mes questions. Moins on parlera, plus lointaine sera votre date de sortie.

– Date potentielle. Je ne suis pas sûr de pouvoir sortir un jour.

– Sans l'éclaircissement de ces points, ce n'est même pas envisageable. C'est votre choix, Jefferson, et je le respecte. Je ne vous solliciterai plus. À vous de faire la démarche dorénavant. Si vous voulez en parler, demandez un nouvel entretien par l'intermédiaire des gardiens. Je viendrai vous voir.

La psy remballe son dossier, le réveil et le dictaphone toujours posés sur le rebord de la table. Je l'ai vexée. Tant pis pour elle.

Tant pis pour moi.

Le maton vient me chercher. Je me lève de la chaise et ressens une nouvelle fois une douleur dans l'abdomen. Plus forte que les précédentes. Une pointe me transperce les entrailles. Des gouttes froides perlent sur mon front. Marie-Jeanne Delaboissière me parle. Je ne l'entends pas. Je vois ses lèvres bouger… Les images ralentissent… Les bords se floutent et absorbent peu à peu l'ensemble de ma vision.

Le noir.

Je tombe.

*

Bol d'Iboga. Plaies sanguines sur la poitrine d'un nouveau gueux. Déplacement de corps dans les caveaux. Pelletées de terre. Pierre contre pierre. Frottement du couvercle de granit. Le ciel se voile. Il se pare de nuages noirs. La nuit. La pluie. Le froid. Je tremble sous la grêle. Debout face à une stèle, je tente de prier. Je ne crois en aucun Dieu traditionnel et ne connais aucune prière.

J'improvise. Je marmonne des mots sans portée biblique. Peut-être des excuses inutiles vu l'état de la victime.

Main de Max sur l'épaule.

– Faut rentrer, fils. Sinon, c'est la crève assurée.

Il me regarde avec tendresse. Une immense tristesse monte dans ma gorge. Les mots sortent de ma bouche sans le vouloir :

– Faut que ça s'arrête, Max.

Il m'aide à entrer dans la chapelle. Des milliers de cierges sont allumés. Une douce chaleur se diffuse entre les piliers. Porté par Iboga et Max, je lévite au milieu de la nef. Je tourne sur moi-même et embrasse les parois recouvertes de teintures religieuses.

La magie disparaît lorsque mon regard est attiré par les bocaux alignés sur les étagères.

– Max… il faut que ça s'arrête.

– Tu as besoin de te détendre, fils. Un peu de surmenage. Rien de grave.

Je cligne des paupières et me retrouve allongé sur l'autel des sacrifices. Max est au-dessus de moi. Une main me caresse la joue.

– J'ai besoin de toi. Je t'ai sauvé des eaux. L'histoire devait se répéter. Je ne peux pas me battre seul contre tous les démons de la terre. Et tu ne seras pas celui qui m'enterrera.

Sourire éclatant mais les yeux restent tristes.

Une étincelle dans l'autre main.

Une lame métallique. Elle se lève et s'abat sur mon ventre. Bruit sec du couperet.

*

Je hurle :

– La Louisette !

Une main ferme se pose sur mon front.

– Monsieur Petitbois ! Monsieur Petitbois !

Une lumière aveuglante me brûle les yeux. Impossible de bouger les membres. Au-dessus de moi, une poche translucide fixée à un bras métallique. J'entends les plocs du goutte-à-goutte… J'entends les bips lancinants de la machine…

– Calmez-vous, monsieur. Tout va bien se passer.

Panique. Je tire sur les lanières.

– Plus d'entraves ! On m'avait dit plus d'entraves !

– Vous avez tenté d'arracher les perfusions. C'est normal que l'on vous protège.

Je sens des odeurs acides. Ce n'est pas ma cellule. Je suis dans l'antichambre de la mort. Elle est venue me chercher. La guillotine a raté son coup la première fois. La justice des hommes a trouvé un autre moyen pour m'éliminer. Je tire comme je le peux sur les liens. La douleur dans mon ventre est toujours là. Je tente de me redresser.

Je crie.

– Enlevez ce couteau ! Ce putain de couteau !

Des gens en blanc s'activent autour de moi. Des bandes métalliques s'entrechoquent. Ça résonne dans ma tête. Je vais être cloué sur mon lit.

– Max ! Max ! Ne fais pas ça !

Une femme se penche sur moi. Je ne la connais pas. Elle me murmure des choses. Je ne l'entends pas mais elle me fait peur.

– Je vous demande pardon… Pardon…

Je pleure. Une main passe sur mon visage. Elle est gelée. La mort arrive. Une aiguille s'enfonce dans le tuyau qui me relie à la vie.

Ma respiration ralentit. Mes muscles se détendent. La lame enfoncée dans mes entrailles ressort et emporte avec elle mon dernier souffle.

25

Bien shooté. Iboga n'y est pour rien cette fois. Quelques souvenirs épars du séjour à l'hôpital. Ne pas oublier que je suis un détenu dangereux, condamné à perpétuité. Pas question de me laisser déambuler comme bon me semble dans les couloirs. Les médecins m'ont injecté ce qu'il fallait pour m'ôter toute envie de liberté.

Quelques jours après mon retour en cellule, j'apprends par Monsieur ce qui m'est arrivé. En sortant du parloir, je suis tombé dans les pommes. Sûrement dû à la violence de la douleur. Un malaise vagal avec fièvre accompagnée de paroles délirantes. Le service d'infirmerie de la prison, ne se sentant pas compétent et ne voulant prendre aucun risque, m'a fait transférer en urgence au CHU le plus proche. Sirène et gyrophare. Tout ça pour moi. Je ne savais pas que j'avais autant de valeur.

J'y suis resté une semaine. Pas de souvenirs. Quelques flashs. Des gens en blanc autour de moi. Un tube dans le bras. Et cette douleur persistante dans le ventre. Dans ma tête, j'ai mélangé ma propre souffrance avec celle que j'ai fait endurer aux SDF.

La peur de subir la même chose. Des remords peut-être. Avec le temps et les privations, je me ramollis. L'effet des sédatifs.

J'ai eu le droit à un bilan médical complet.

Un mois depuis ma chute dans le parloir. J'attends les résultats. Il semblerait que je ne sois pas prioritaire. Effectivement, j'ai tout le temps devant moi.

Pour le moment, j'ai des pilules à ingurgiter. Elles atténuent les douleurs abdominales.

J'ai perdu du poids et le blanc de mes yeux est plus jaune qu'avant. Non, je n'ai pas fait trop d'abdominaux. Le problème est ailleurs.

Durant mon absence, la prison a subi une dératisation en règle. La fissure du mur d'où venaient mes Germaine a été bouchée. Terminée, la distribution de miettes. Je ne suis pas si triste que ça. Parler à une souris n'était pas un signe de bonne santé mentale. L'imagination, la lecture, l'écriture, le dessin et la musique sont les déclencheurs de mes évasions quotidiennes.

Monsieur m'annonce un parloir. Je croyais que Marie-Jeanne Delaboissière ne souhaitait pas me revoir sans une sollicitation de ma part. A-t-elle un peu de compassion ?

Je suis étonné de trouver Jean Dumont. Sourire bienveillant. Montée d'émotion. Je fais des efforts pour ne pas le serrer dans mes bras.

– Suis vachement content de te voir, Jean. Des surprises comme ça, j'en veux bien tous les jours.

– Ça me fait plaisir aussi. Sinon, je ne serais pas venu… Comment vas-tu ?

En quelques mots, je lui explique mon séjour à l'hôpital.

– J'attends les résultats. Suis pas plus anxieux que ça mais je sens que c'est grave. On verra ce que les toubibs diront… Mais tu n'es pas là pour entendre les plaintes d'un vieux détenu.

– En partie, si. Je suis venu prendre de tes nouvelles mais aussi te déposer un colis. De nouveaux CD et un courrier.

Je regarde les titres. Je n'en connais aucun. Normal. Je n'ai aucune culture musicale et Max ne m'a rien appris dans ce domaine.

– Y a encore quelques groupes relativement anciens comme The Doors ou Queen. T'as aussi des compils de blues et de rock. Et puis, je t'ai mis des choses plus modernes : Linkin Park et Rammstein… Des trucs variés. La prochaine fois, je te ferai découvrir des musiques plus calmes.

– Je ne sais pas comment te remercier ni te rembourser. C'est vraiment sympa de ta part.

– La musique stimule l'évasion. Ma démarche n'est pas perverse, Jeff. J'imagine ta solitude d'être enfermé vingt-trois heures sur vingt-quatre sans possibilité de te projeter ailleurs. La musique stimule l'imagination.

– Les souvenirs aussi. C'est d'ailleurs paradoxal. Avant, je n'en écoutais pas et pourtant, quand je mets le casque, ma mémoire s'active. Suivant l'intensité, je revis des scènes plus ou moins fortes. Tout n'est pas agréable.

Pendant quelques minutes on échange autour du départ du Chef Martin, de ma haine lorsqu'il a tué Germaine et dérobé mes cahiers.

– Tu dois oublier, Jeff. C'est une affaire terminée. Il est à la retraite et ne te fera plus aucun tort.

– Il a l'immunité parce qu'il a été gardien. C'est ça ? Les choses sont écrites dès la naissance. Y a les bons d'un côté et les méchants de l'autre. Je suis le méchant et le serai jusqu'à la fin de ma vie.

– J'en ai bien peur. Tu ne peux pas non plus oublier ce que tu as fait.

– J'ai payé le prix et le paie encore. Rien n'effacera le passé. J'ai entendu des milliers de fois la même rengaine, Jean. N'en rajoute pas. Une question reste en suspens : pourquoi me voler mes cahiers puis me les rendre aussi vite ?

– Peut-être juste l'envie de te faire souffrir. Je ne sais pas. Quant à ton passé, je crois que tu n'en as pas fait complètement le tour.

– Qu'est-ce que t'en sais ?

Jean me tend le courrier.

– Marie-Jeanne Delaboissière m'a contacté et m'a demandé de te remettre cette lettre. Ne la lis pas maintenant. Prends ton temps.

– Tu sais ce qu'elle contient ?

– Bien sûr que non. Ce sont vos affaires. Pas les miennes. Pour me convaincre de te la donner, elle m'a simplement dit qu'il restait deux chapitres de ta vie à écrire. Je crois qu'elle cherche à te motiver, à te convaincre de lui raconter ces deux derniers épisodes.

– Serai-je libre un jour ? Si je vais au bout du bout et que je lui raconte tout, réussira-t-elle à me faire sortir d'ici ? Dis-moi la vérité, Jean. Ai-je une chance, même minime, de finir ma vie dehors ? Je ne sais pas pourquoi, mais je crois que le temps presse…

Jean pose sa main sur la mienne.

– Je ne peux te faire aucune promesse, mais si tu ne fais rien, la réponse est non : aucune chance. Tu ne risques rien à te confier à elle. C'est une professionnelle. Qu'as-tu à perdre ? Je ne comprends pas tes réticences.

Je me frotte le visage des deux mains.

– J'ai occulté les derniers jours avec Max. Trop dur. J'ai peur de me souvenir.

– Tu as déjà commencé. Les images sont là, dans ta tête. Formalise-les par écrit. Dessine-les… Parles-en à la psy.

– De quel côté es-tu, Jean ?

– Il n'y en a pas plusieurs. Toi seul comptes.

– Pourquoi m'aides-tu ? Tu es gardien de prison et moi l'un des pires barges que le pays ait connus.

– Tu as été dangereux et d'une rare violence. Tu as sûrement des circonstances atténuantes même si cela ne retire rien à l'atrocité de tes crimes, et je veux croire à la rédemption. L'être humain ne peut pas être complètement mauvais. Je le sens en toi. À bientôt quarante ans, tu as passé plus de temps en cellule d'isolement qu'en liberté. Même quand tu étais libre, tu vivais une forme d'enfermement. Je me trompe ?

– Je ne sais pas… Peut-être pas.

– Tu étais sous l'emprise de Max et de drogues comme l'iboga. Tu n'as jamais été vraiment toi-même durant tes deux ans d'errance meurtrière.

– Comment sais-tu pour Iboga ?

– J'ai quasiment tout lu sur ton procès.

– Mouais… sûrement. Y a pas de souci. Je suis toujours sur la défensive lorsque quelqu'un semble vouloir m'aider.

– Un peu parano ?

– Après tant d'années derrière les barreaux, y a de quoi.

Le parloir prend fin et je me retrouve seul dans ma cellule. Je n'ouvre pas la lettre tout de suite. Je veux garder un peu le suspense. Pas d'urgence. J'ai tout le temps.

J'ouvre les boîtes de CD et regarde les carnets d'images qui les accompagnent. Un souffle étonnant d'insouciance. La majorité des gens ne se rendent pas compte des moments de liberté dont ils disposent. Des photos de concert. Des centaines de gens les uns contre les autres, à danser, crier, lever les bras. Je n'ai jamais assisté à une manifestation de ce genre. Je crois que j'aurais peur de la foule. De cette promiscuité. Paradoxalement, ils sont heureux d'être ensemble. Pour eux, la promiscuité, c'est un choix.

Je m'allonge et écoute quelques morceaux de musique. Jean a fait fort. C'est diversifié. Les styles sont presque opposés. Certains créent des sensations d'évasion. D'autres accentuent mon désir de violence. Je me vois même serrer le cou de cet enfoiré de Martin sur fond musical bien choisi.

Avec Max, le silence était de mise. Favorable à la méditation. Iboga fabriquait des sons, proches des percussions. Pas de mélodie enivrante. Un rythme saccadé. Tambours répétitifs.

La nuit est tombée dans ma cellule lorsque je déplie la lettre de la psy. J'étale la feuille sur la table et la défroisse du revers de la main. Elle a été lue par les services pénitentiaires. Nous le savons tous les deux.

Jefferson,

Vous allez me trouver insistante. C'est un fait, mais je crois important de vous relancer encore une fois. Le

travail n'est pas terminé. Vous avez commencé sur une rive et vous êtes proche d'atteindre l'autre côté. Si vous restez au milieu du gué, rien ne vous garantit que vous pourrez faire le reste de la traversée seul. Revenir en arrière vous fera perdre le bénéfice de tous ces mois d'introspection et de réflexion.
Je suis persuadée qu'une solution existe pour une libération conditionnelle. La prison à vie n'est pas une solution en soi. Vous ne pouvez pas vous en contenter.
Il reste cependant à parcourir les derniers mètres. Pour cela vous devez être au clair avec la fin de votre histoire avec Max.
Le procès n'a pas permis de lever le doute sur les derniers jours avant votre arrestation. Des choses ont été dites par beaucoup de gens. La plupart n'étaient pas présentes. Vous êtes l'acteur, la victime et le témoin de ce qui s'est passé.
Venez m'en parler.
Venez m'apporter la vérité… la vérité selon Jefferson Petitbois.
Je compte sur vous.

Marie-Jeanne Delaboissière.

Je souffle profondément. Max et moi connaissons les raisons profondes de mes réticences mais elle, elle ne connaît pas la vérité.

*

Deux jours après le parloir avec Jean, Monsieur m'informe que j'ai un rendez-vous avec un médecin hors de la prison. Des mesures spéciales vont être prises pour sécuriser ma sortie. Je vais être de nouveau entravé et deux policiers ne me quitteront pas d'une semelle. Ils assisteront aussi à l'entretien avec le docteur.

Tant pis pour la confidentialité du diagnostic.

Je pose une main sur mon ventre. Je sais que je ne vais pas bien. J'imagine ce que ça peut être… En réalité, je n'imagine rien en particulier. La douleur n'est pas psychique. Elle est bien ancrée dans mes tripes.

Je vais savoir.

La nuit précédant ma sortie a été difficile. Des sentiments mêlés. Pour la première fois depuis ma grâce présidentielle et mon transfert ici, je vais quitter les murs de cette prison. Je l'ai fait lors de mon malaise dans le couloir mais je ne m'en souviens pas. Là, ça va être autre chose. Je vais voir le ciel sans grillage, des gens marcher librement dans les rues, des lumières dans des magasins… Je vais entendre le bruit des voitures, peut-être des cris d'enfants aux abords d'une école, les cloches d'une église, la sirène des pompiers… Je vais sentir des odeurs de cuisson, de pots d'échappement, de fumée d'usine… Des trucs de la vie… la vraie, celle de dehors.

J'en ai presque les larmes aux yeux.

Je me remets un CD planant dans les oreilles.

Les vitres du fourgon pénitentiaire sont petites et trop hautes pour que je voie ce que j'espérais. Les portes sont hermétiques aux sons et aux odeurs. Quelques bribes en montant et en descendant du véhicule. J'ai le droit à une vision furtive du ciel et à une sirène d'ambulance.

Frustration. Une de plus.

Chaîne aux pieds et menottes aux poignets. Je suis revenu plusieurs semaines en arrière. Je prends sur moi. Ça ne va pas durer.

Porte dérobée loin de l'entrée principale du CHU. Faut pas qu'on me voie. On ne croise personne dans les couloirs avant d'entrer dans une petite pièce. Salle d'attente minuscule. Pas question de me mettre en contact avec d'autres malades dans une salle commune. Entravé comme je le suis, avec mes vêtements de bagnard, je dois faire peur.

On reste là de longues minutes puis un homme vient me chercher. Il me tend la main.

– Docteur Albert Patrick. Spécialiste en chirurgie viscérale.

Je n'arrive pas à lui serrer la main.

Il se retourne vers l'un des policiers.

– Pas question que je parle à un homme enchaîné. Où vous croyez-vous ? Ici, c'est un hôpital. On soigne les gens. Alors retirez-lui ça.

– À vos risques et périls, docteur.

Le médecin me sourit.

– Je risque quelque chose avec vous ?

Je fais non de la tête.

Mes entraves sont retirées. Les policiers entrent avec moi dans le cabinet. Je m'assieds dans un fauteuil face au bureau. Un fauteuil confortable. Depuis combien d'années je ne me suis pas assis sur un siège moelleux ? Vingt-cinq ans ? Peut-être plus. Les yeux grands ouverts, je prends toutes les images possibles que mon cerveau accepte d'enregistrer. Le blanc des murs, le cuir des sièges, la lampe sur le bureau, la plaque en verre de la table. Des dossiers de couleur. Un ordinateur…

Le médecin me regarde avec compassion… non… avec pitié. Ce n'est pas pareil et je n'aime pas trop. *Ne boude pas ton plaisir. T'as jamais vu ça de toute ta vie.*

Le docteur me parle mais je n'entends pas vraiment. Il me dit des banalités… ou ce que je crois en être. Je dois me concentrer.

– … Pouvez-vous me donner vos nom et date de naissance ?

Il est obligé de répéter sa question pour attirer mon attention.

– Oui… Oui. Bien sûr… Jefferson Petitbois… le 15 juillet 1963.

– Bien. Je dois vérifier que je parle à la bonne personne.

Pas de danger qu'un autre détenu prenne ma place.

Face à lui, sur son bureau, deux tas de dossiers. Je remarque qu'une croix verte est inscrite sur le dossier de la pile de droite. Ce n'est pas le cas de la gauche.

Le vert : la couleur de l'espérance.

Le médecin prend la pile à la croix. Je me sens soulagé. Il cherche mon nom.

– Voilà votre dossier, monsieur Petitbois.

Il le pose devant lui et l'ouvre. Il ne me regarde pas.

– Lors de votre dernière hospitalisation, suite à votre malaise à la prison, nous avons pratiqué tous les examens nécessaires en imaginant les pires scénarios. J'ai les résultats.

Il se racle la gorge.

– Aucun doute possible sur le diagnostic… Vous êtes atteint d'un cancer du pancréas.

Durant une faction de seconde, mon monde s'écroule.

Le médecin finit par lever la tête et me regarder.

– Lorsque les douleurs abdominales apparaissent, ce type de cancer est déjà bien implanté… Je ne vous cache pas qu'il va falloir engager un dur combat. Vous ne serez pas seul…

Je n'entends plus rien. Ses lèvres bougent. Ça suffit. Je sais ce que veut dire le mot cancer. Je l'ai lu dans les encyclopédies de la bibliothèque. Le chirurgien égrène toutes les procédures, il se protège. J'ai le sentiment qu'il coche sur une feuille, phrase après phrase, ce qu'il doit me dire. Il débite son texte appris par cœur.

– Stop ! S'il vous plaît, monsieur. Arrêtez !

Je crois que j'ai parlé un peu fort. Je sens les policiers restés en retrait prêts à bondir sur moi. Je baisse d'un ton.

– Désolé, monsieur… Une seule chose m'importe…

Le médecin connaît déjà ma question. Tout le monde doit lui poser la même à chaque fois. Mais il ne s'attend sûrement pas à une formulation pareille.

– Je… Je suis Jefferson Petitbois, le dernier condamné à mort français. J'aurais dû être guillotiné au début de l'année 1981. J'ai eu une grâce présidentielle en mai de cette année-là. Depuis, je purge une peine à perpétuité… une vraie, semble-t-il. Je suis sursitaire d'un côté et pourtant, sans aucune perspective de vivre un jour en homme libre. Vous devez être précis et honnête envers moi, monsieur. Si la Louisette ne m'a pas tué, ce cancer peut-il le faire ?

Je suis certain de voir ses yeux se voiler.

– Oui… Peut-être…

J'ai compris. Rien n'est écrit mais la probabilité est si forte qu'il ne parle pas de guérison mais de rémission possible, de réduction des cellules malignes…

Opération programmée… chimio et radiothérapie… Des mots que j'entends pour la première fois… Il va falloir être fort…

– … pour mettre toutes les chances de votre côté, votre entourage est important…

J'éclate de rire.

Le chirurgien s'aperçoit de sa bourde.

Je l'en excuse.

– Je crois que j'en ai assez entendu, monsieur. Je crois avoir compris. Laissez-moi le temps de digérer tout ça.

– Une date pour l'opération a été programmée.

– Je ne veux pas la connaître maintenant…

Je me tourne vers les policiers et leur tends mes poignets.

– Je veux retourner dans ma cellule.

Le médecin m'interpelle.

– Monsieur Petitbois, vous ne pouvez pas partir comme ça. J'ai besoin de signatures. Nous n'avons pas fini de parler.

– Pour le moment, je crois que si… Vous savez où me trouver ? L'adresse de la prison est dans l'annuaire.

Les policiers me repassent les menottes. Juste avant de sortir du cabinet de consultation, je m'adresse une dernière fois au médecin :

– Y a deux tas sur votre bureau. Sur l'un, il y a une croix verte mais pas sur l'autre. Pourquoi ?

Étonnement du médecin. Ma question le déstabilise. Il se reprend aussitôt.

– C'est un signe distinctif. Sur la pile sans signe, les patients sont sains. Pas de cancer.

– Pourquoi une croix verte ? Je croyais que cette couleur était celle de l'espoir.

– En un sens oui. C'est un caducée stylisé… la croix verte… le serpent emblématique du corps médical. Les patients de cette pile sont à soigner…

Comme un zombie, je monte dans le fourgon cellulaire. Je ne cherche plus d'images, de sons, ni d'odeurs… je suis saturé par les mauvais.

J'esquisse un sourire lorsque j'entre dans ma cellule.

Faut bien que tu crèves un jour ou l'autre. La Louisette a plusieurs facettes.

26

Les verbes « caresser » et « aimer » ne font pas partie de mon vocabulaire. À travers mes lectures, j'imagine à quoi ils peuvent correspondre. Je m'attendris peut-être à force d'être enfermé, isolé dans dix mètres carrés. Avec le temps, j'ai lu tous les ouvrages de la bibliothèque. Il a bien fallu attaquer des livres par lesquels je n'étais pas, *a priori*, attiré. Des trucs à vous ramollir le cerveau. Les mots ne sont pas en nombre infini, leurs assemblages non plus, bien que les combinaisons soient gigantesques et, pourtant, le nombre de sens que peuvent avoir une phrase, un paragraphe, un chapitre, paraît illimité.

Je commence à m'intéresser à toutes ces nuances. Je ne suis pas encore suffisamment instruit pour écrire sur le sujet. Un jour peut-être, si j'ai le temps.

Le temps ! Quelle ironie.

Face à la guillotine, j'avais peur du temps qui s'écoulait. L'attente était à double tranchant. Parfois, je souhaitais qu'elle se termine : les secondes ou les minutes qui s'égrenaient me rapprochaient inéluctablement de la mort. D'autres fois, j'aurais voulu qu'elle s'éternise pour ne pas me retrouver face à ma destinée.

La grâce présidentielle a rebattu les cartes. La symbolique du temps s'est inversée. Plus possible d'envisager une fin… La perpétuité la mettait si loin qu'une date butoir était imprévisible.

Le cancer vient de redistribuer un nouveau jeu.

« Caresser » et « aimer ».

J'ai lu dans un livre sur les animaux que les rejetons des mammifères apprenaient la vie en société grâce à leurs parents. La mère, plus rarement le père, leur montrait comment respecter les règles du clan, la hiérarchie du groupe. Quand manger, quand jouer… De qui se méfier ou bien en qui avoir confiance. Les signes explicites ne trompaient pas. Montrer les crocs, mordre légèrement ou plus fermement, se frotter l'un contre l'autre, voire s'épouiller… se caresser… Rien d'inné. Sauf l'acte sexuel qui est une nécessité pour la survie de l'espèce et une façon de montrer sa domination. Seul le mâle alpha a le pouvoir de reproduction. La femelle alpha étant la plus à même d'assurer une descendance suffisamment forte pour perpétuer la race.

Je n'ai même pas eu le privilège d'être éduqué par une chienne.

« Caresser » et « aimer », non… Assurer une descendance encore moins. Des envies, oui. Des besoins aussi.

Comme moi, Max ne connaissait pas la signification de ces mots. Pour lui, le sexe était le synonyme de « maîtrise », « soumission » et « plaisir ».

Une noirceur supplémentaire sur son chemin.

Après le sacrifice du premier SDF, Max et moi sommes retournés dans les rues sombres du port. Il m'avait dit que là-bas se trouvaient des filles qui recherchaient des petits puceaux de mon espèce pour leur montrer les joies de l'amour.

En échange de quelques billets.

Je n'avais pas un sou. Pas important pour Max. Il y avait toujours une solution et je n'ai pas cherché à savoir laquelle.

J'avais quinze ans. Je trouvais la fille vieille. Pour moi, elle devait avoir à peu près l'âge de ma mère. Au moins vingt ans de plus que moi.

Le « plaisir » est à bannir de ce genre d'expérience. Dommage pour une première fois, parce que, par définition, elle est unique.

Je n'aimais ni les formes ni l'odeur de cette nana. Elle se disait appétissante. Moi je la trouvais grasse et repoussante. Elle se disait sucrée, elle était acide.

Alors, j'ai fermé les yeux et je me suis remémoré les photos maintes fois observées dans des revues pour adultes. Ne pas décevoir Max. Mécaniquement, cela a fonctionné. La pute a fait ce qu'il fallait. Elle a semblé satisfaite… Elle a fait le travail.

Quand je suis sorti de la chambre crasseuse, Max m'attendait.

– Alors, fils ? Te voilà un homme maintenant.

Je n'éprouvais aucun changement. Je m'étais plusieurs fois masturbé et je savais ce qu'était une éjaculation. Rien de nouveau de ce côté si ce n'est que, cette fois, je n'avais pas participé. La vieille m'avait allongé sur un lit aux couleurs douteuses. Avec patience et habileté, elle avait provoqué manuellement l'érection puis m'avait enfourché comme on monte un cheval, m'avait-elle dit. La fin avait été rapide.

Rien à foutre de cette fille. L'objectif n'était ni son plaisir ni le mien, d'ailleurs, mais de changer l'étiquette scotchée sur mon front. Je passais de « puceau » à « homme ».

Aucune tendresse.

Ce n'était pas un viol non plus. L'envie n'était peut-être pas là mais je n'ai pas refusé non plus. Ce qui devait être fait l'a été ce jour-là.

Parce que c'était la première fois, j'en garde le souvenir. Sinon, cet épisode serait tombé dans l'oubli le plus total. Un simple soulagement.

Max paraissait plus heureux que moi. Comme un père, il était fier que son fils soit devenu officiellement un homme.

Je ne sais pas ce qu'en aurait pensé une mère. C'est peut-être différent… peut-être pas. Aucune référence.

Par la suite, il y en a eu d'autres. Toujours des prostituées. L'amour tarifé. La nécessité de se soulager. Je me laissais de moins en moins faire. Je prenais les choses en main. Plus violent. La femme que je pénétrais n'était à mes yeux qu'une « femelle » parmi d'autres. Volonté de domination. C'était comme ça que le monde fonctionnait. Max me le répétait sans cesse. Le plus fort a toujours raison.

Le jour de mes seize ans, Max m'a proposé une balade sur la falaise. Même par mauvais temps, le lieu restait magique.

– Ce que tu vois est la création de Dieu pour des hommes comme nous. Nous sommes seuls face à ce spectacle. Nous sommes d'infimes particules devant cette immensité qui nous ignore. La mer, le ciel, le soleil ou la pluie nous méprisent. Nous ne sommes rien face à leurs forces démesurées.

Il a mis ses mains en coupe.

– Notre pouvoir est ailleurs. J'ai… Nous avons ce besoin d'exercer notre pouvoir, de montrer notre force… de regrouper autour de nous deux une communauté de gens, de guerriers…

Je n'ai pas compris ce qu'il me disait. Je n'ai pas osé le contrarier. Cela faisait plusieurs jours que je n'avais pas pris d'Iboga. Sans cette drogue, Max m'était incompréhensible.

Ce soir-là, Max m'a demandé d'allumer les cierges et de préparer deux bols d'Iboga. Nous avions un grand voyage à faire.

– Je reviens dans deux heures. À mon retour tout doit être prêt. J'ai une course à faire. Une surprise pour ton anniversaire.

J'ai imaginé plusieurs choses mais, comme d'habitude avec Max, impossible de deviner.

Elle était vraiment belle. Jeune et magnifique.

Avec Iboga, Max changeait de visage : rictus inquiétant au coin des lèvres et regard de prédateur. Au moindre mouvement, la bête allait se ruer sur sa proie. Si je ne l'avais pas connu, moi aussi j'aurais eu peur.

La fille était tétanisée. Je le sentais.

Max m'a pris la main.

– Laisse-toi faire, fils. Fais glisser tes doigts sur sa peau. Sens comment elle frissonne.

– Elle… Elle a peur.

– Mais non, ce sont des frissons d'envie. Elle aime ça, je te l'assure.

Je me souviens que je tenais le couteau dans le dos de la fille quand Max lui avait demandé de se déshabiller. Elle n'avait pas le choix. Elle voulait gagner du temps mais, ce qu'elle ignorait, c'est que ça ne changerait rien. De gré ou de force, elle allait se retrouver allongée sur le matelas posé au milieu de la nef de la chapelle.

Elle devait avoir froid.

Iboga nous diffusait, à Max et à moi, sa chaleur habituelle.

Max lui a lié les mains au-dessus de la tête et a fixé une corde à un pilier. Il lui a écarté les jambes et les a attachées elles aussi. Impossible pour elle de se débattre.

Je me tenais debout, face à elle.

Elle était vraiment belle. Jeune et magnifique.

Max m'a posé une main sur l'épaule.

– C'est cela la domination. Obtenir ce qui est interdit, ce qui nous est théoriquement inaccessible. Le pouvoir est là.

Les sons s'estompaient. Je n'entendais plus la fille me supplier. Iboga était en moi. J'en avais envie… Une terrible envie…

J'ai mis la main sur la braguette de mon pantalon. Max a interrompu mon geste.

– Primeur à l'aîné, fils. J'ai encore des choses à t'apprendre.

Max a baissé son jean.

*

De toutes mes forces, je balance mon crayon contre le mur de ma cellule. Non ! Non ! Je ne peux pas écrire la suite ! Encore moins la dessiner.

Des larmes perlent au coin de mes yeux. Pourquoi cette émotion ? Mes mains tremblent. Est-ce la honte ? Marie-Jeanne Delaboissière, je te hais ! Je te hais !

Fais-le pour toi, Jefferson…

Je vais crever… plus tôt que prévu par ma perpétuité. *Tu as besoin de soulager ta conscience. Tu as besoin d'écrire la vérité…*

Je tourne une page vierge du cahier. Je laisse un blanc. C'est trop tôt. J'y reviendrai.

*

Iboga interfère sur le temps. Des heures sont peut-être des jours. Les effets finissent par s'atténuer mais revenir à un état normal demande du temps. Il y a un moment où j'ai un peu conscience de ce que je fais.

Je suis en sueur. À genoux sur les pavés de la nef.

J'ai le couteau dans les mains. Un cri me réveille un peu. La fille, moins belle qu'avant, me hurle de ne pas la tuer.

Je ne comprends pas pourquoi je le ferais. Pas envie.

Sa peau est parsemée de marques rouges, noires. Des hématomes. Peut-être des brûlures. Il y a des cierges éteints autour d'elle. J'aperçois aussi du sang séché entre ses cuisses.

J'ai envie de vomir.

Signe annonciateur de la fin de l'emprise d'Iboga.

Juste le temps de sortir. Je suis accueilli par une pluie glaciale et violente. Je m'aperçois que je suis nu de la tête aux pieds. Je crache de la bile. Je n'ai pas dû manger depuis plusieurs heures, voire depuis plusieurs jours. Je brûle de l'intérieur.

Complètement trempé, je reviens dans la chapelle.

Max se réveille. Il est assis contre un pilier et rit à gorge déployée. La pluie m'a redonné un peu de lucidité. Je souris sans entrer dans son délire.

Avec difficulté, il lève un bras et me montre la fille à quelques mètres de lui.

– Tu ne l'as pas tuée ?
– Non, Max. Bien sûr que non.
– Je t'ai pourtant demandé de le faire.
Je ne sais pas. Ne m'en souviens pas.
Elle a entendu. Épuisée, elle pleure.
– Fais ce que je te demande, fils. Je te l'ordonne !
Je ramasse le couteau et m'approche de la jeune fille. Je vois ses yeux… Je ne vois qu'eux. La terreur est en elle. Sa poitrine se soulève par saccades. Les plaies doivent la faire souffrir mais l'effroi qui vient de la saisir est plus fort.
Je lève la lame. Sa bouche s'ouvre. Aucun cri n'en sort.
D'un geste rapide, je coupe les liens des poignets et ceux des pieds.
– Tire-toi maintenant avant que je change d'avis.
Max tente de se relever.
– Putain ! Jeff ! Tu peux pas faire ça ! Tue-la !
Je ramasse une couverture et la lance à la jeune fille qui se relève avec difficulté. La main qui tient le couteau tremble.
– Dépêche-toi ! Tire-toi !
Elle rampe, se lève puis tombe.
– Tire-toi !
Sursaut. Elle arrive à se remettre debout, atteint la porte puis elle disparaît dans la nuit.
Max est fou furieux.
Il s'est redressé. D'un bond, il m'attrape au col et me plaque contre le mur. Ses yeux sont injectés de sang.
– Mais qu'est-ce que tu as fait ? Tu te rends compte de ta connerie ?
Je ne réagis pas.
Max me caresse la joue.

– Tu ne sais pas ce dont je suis capable quand je suis en colère et lorsqu'on me désobéit.

Un frisson me parcourt l'échine.

Je devrais avoir peur. Paradoxalement, je ne ressens rien. Iboga n'est pas vraiment parti.

*

Par grands traits, je dessine la scène. Max est de dos, nu. Son immense carrure me cache. Moi, je sais que je suis devant lui, adossé au mur. Aucune échappatoire possible.

Je pose mon crayon au milieu du cahier.

Je sens un immense soulagement.

Je m'allonge sur mon lit, mets le casque et enclenche un CD.

Demain je vais demander à Monsieur un nouveau parloir. Je suis prêt à revoir Marie-Jeanne Delaboissière.

27

Pourquoi s'acharne-t-il ? Le médecin du CHU, celui qui m'a annoncé mon cancer, ne me lâche pas. Il veut m'opérer, foutre ses doigts dans ma chair pour me retirer la tumeur maligne. Un coup de scalpel dans mes tripes.

Qu'ont-ils tous à vouloir fouiner dans mon corps ? Entre Marie-Jeanne Delaboissière qui veut décortiquer ma cervelle et ce médecin qui se voit brandir hors de moi mes viscères infectés, où se situe ma liberté ?

Résister. Tout refuser. Je suis libre de dire non, de tous les envoyer balader !

– Effectivement, monsieur Petitbois, me dit le chirurgien, vous pouvez signer des décharges, tous les documents que vous voulez… Oui, monsieur Petitbois, vous avez le droit de refuser d'être soigné et de mourir. C'est votre choix… mais ne comptez pas sur moi pour vous aider à le faire… Mon métier est de tout tenter pour sauver les gens et non de les laisser mourir.

Il m'a fait venir dans l'infirmerie de la prison. Je suis assis face à lui. Il y a un dossier sur la table. Le mien… Un de plus.

– La fameuse croix verte, je lui réponds.

– Vous vous focalisez sur des broutilles et ne voyez pas la réalité des choses. Si je ne vous opère pas, si vous refusez de vous soigner, le pronostic est limpide.

– Et dans le cas contraire ? Je m'en sors à tous les coups ?

– Ne faites pas l'innocent. Vous savez aussi que je ne peux pas vous garantir la guérison. Pas avec ce genre de cancer ni à ce niveau d'avancement.

– J'ai tué des gens… Vous le savez ?

– Oui. Je n'ai pas les détails et cela ne me regarde pas. Vous êtes un criminel et vous avez été condamné pour ça. Ce n'est pas mon problème. Le mien aujourd'hui, c'est votre santé.

– Non… J'y crois pas un seul instant. Votre combat n'est pas de me sauver mais de combattre la maladie. C'est votre sacerdoce. Votre mission ultime.

Je fais un mouvement du bras pour chasser cette pensée.

– Peu importe. C'est votre bataille… Oui, j'ai tué des gens. Je suis un sursitaire. Transformer la peine capitale en perpétuité n'a fait que créer un autre espace temporel. Ma mort a été décalée dans le temps. C'est tout. Mais entre ces deux butées, je vis une torture permanente.

Pas certain qu'il sache où je veux en venir. Je le vois faire non de la tête.

– La seule chose que je vous demande, docteur, c'est de m'aider à ne pas souffrir. Combien de temps me reste-il ?

– Je ne vais pas m'engager sur ce terrain-là. Les facteurs à prendre en compte sont multiples. Comment va réagir votre système immunitaire face aux métastases ? Avec quelle rapidité la maladie va-t-elle se développer, envahir votre corps et détruire d'autres organes vitaux ?

J'esquisse un sourire.

– Pas ce jeu avec moi, docteur. Ne me faites pas peur ni culpabiliser. Engagez-vous sur une durée, s'il vous plaît. J'ai besoin de savoir. Pour la première fois de ma vie, je veux connaître la date de fin. Je l'attends depuis plus de vingt ans.

Je l'ai touché. Je le vois dans ses yeux. Il est partagé. Il comprend et compatit. Restent le code de déontologie et le serment d'Hippocrate.

Il ne baisse pas les yeux.

– Minimum trois mois… maxi six… Peut-être.

Voilà, c'est dit. Je repars dans ma cellule avec ça dans la tête : je ne verrai pas la fin de l'année.

Allongé sur mon lit, je prends conscience qu'Iboga n'a pas seulement foutu le souk dans mon crâne. Cette drogue m'a aussi bouffé les entrailles. Le médecin m'a dit qu'il était difficile de définir les origines du mal : facteurs génétiques, tabagisme, sédentarité…

Iboga, il ne connaît pas. Pendant deux ans, j'en ai pris régulièrement. Ça finissait toujours par des nausées. Le foie… le pancréas… peu importe l'organe. Ils sont dans le même secteur et ont morflé tous les deux.

En deux ans avec Max, j'ai réussi à hypothéquer le reste de ma vie. Joli coup.

Je pense à la mer qui a mis trop de temps pour m'engloutir. Max a été plus rapide qu'elle. Ma vie aurait dû finir le jour de mes quatorze ans.

De nombreuses souffrances auraient été épargnées.

Trois mois. Je pars sur la version basse.

*

Une semaine après ma demande, j'ai mon parloir avec Marie-Jeanne Delaboissière. Je lui annonce mon cancer et ma décision de refuser les soins.

Elle n'est pas d'accord mais n'insiste pas.

– Laissez-moi décider de ma fin. Je ne sais pas si je mérite cette faveur mais c'est mon souhait le plus cher.

– Je ne suis pas certaine que vous maîtrisiez quoi que ce soit dans ce domaine, Jefferson. C'est la maladie qui fera ce qu'elle voudra.

Elle est en train de me dire que je suis, comme toujours, sous la dépendance ou le joug de quelqu'un, de quelque chose. Jamais, je n'ai été en capacité de prendre seul une décision.

– Vous me dites que j'ai toujours subi, c'est ça ma vie ?

– Vous interprétez ce que je viens de dire.

– Vous avez sûrement raison… Mais j'ai fini par faire un choix. Et je l'ai fait sciemment. Si j'ai demandé à vous revoir, c'est justement pour vous en parler. Vous voulez qu'on aborde le viol et la disparition de Max ? Je vais donc vous dire ce qui s'est passé.

– Votre vérité, Jefferson.

Elle commence à m'énerver avec cette formule.

– Pourquoi la mienne ? Non… La seule…

– OK. Allez-y. Je vous écoute.

Comme si c'était facile. On claque des doigts et les images apparaissent. La bobine du film se déroule sous mes yeux. J'ai juste à lui décrire ce que je vois. Pas si simple. Il y a des émotions… peut-être même des sentiments.

Ces points ont été abordés lors de mon procès. Mon avocat n'a rien compris. Les jurés ont interprété ce que j'ai dit. J'ai expliqué le meurtre de la jeune fille chez qui j'avais vécu quelques mois, j'ai pris sur moi l'ensemble des assassinats des SDF même si j'étais sous l'emprise d'Iboga et de Max. Quant au viol, personne n'a voulu m'entendre… alors j'ai baissé les yeux et accepté le verdict. Ça n'aurait pas changé le niveau de la sanction. Peine capitale. Impossible d'obtenir plus.

Quant à la disparition de Max, je ne céderai rien. Je sais… J'y étais… Je sais ce qu'il est devenu.

Je respire fort. Mes mains tremblent. La psy le voit. Je les cache sous la table.

– Vous savez que vous pouvez tout me dire, Jefferson.

– Êtes-vous prête à entendre et comprendre ? J'ai apporté l'un de mes cahiers avec moi. Je vais vous le lire. Moins spontané que la parole mais plus réfléchi.

– Si vous voulez. C'est votre séance, Jefferson. À vous de choisir la façon de me dire les choses.

Je tourne la première page et lis :

Elle était belle et magnifique… Je me souviens que je tenais le couteau dans son dos quand Max lui a demandé de se déshabiller… Iboga était en moi… Primeur à l'aîné… Max a baissé son jean…

… Tu ne l'as pas tué ?… Je ramasse le couteau et l'approche de la jeune fille… Dépêche-toi ! Tire-toi !… Max me caresse la joue.

– Tu ne sais pas ce dont je suis capable quand je suis en colère et lorsqu'on me désobéit.

Un frisson me parcourt l'échine.

Je devrais avoir peur. Paradoxalement, je ne ressens rien. Iboga n'est pas vraiment parti.

Je lui montre les dessins. Elle les regarde avec attention. J'ai mis en éveil les sens de la psy. Elle a écouté ma lecture, elle voit maintenant les illustrations qui lui donnent d'autres informations.

– Je n'ai pas violé cette fille.

Elle lève les yeux vers moi.

– Vous tentez de vous en persuader ?

– Non. Je le sais… Et elle aussi.

– Alors pourquoi vous a-t-elle accusé ? Pourquoi uniquement vous ? Durant le procès, elle n'a parlé que de vous ? Elle vous a reconnu lors d'une présentation derrière une vitre sans tain. Pour elle, vous étiez seul…

– Je ne sais pas pourquoi. Une forme de stress post-traumatique… Un truc du genre. C'est vous la psy. Moi, je sais ce que j'ai fait et pas fait. Elle a éliminé de sa mémoire le pire d'entre nous et m'a gardé parce que… parce que je lui ai laissé la vie sauve. Je l'ai marquée…

– Elle aurait oublié son violeur mais se serait souvenue de son libérateur et mélangé les deux ? C'est ça, votre version ?

– Max et moi sommes noirs tous les deux.

– Certes, mais, selon vos propres descriptions, Max et vous étiez vraiment différents… par l'âge, la morphologie. Exact ? La couleur de peau, OK. Le stress, d'accord, mais de là à ne se souvenir que d'une seule personne et occulter la pire des deux… Je ne suis pas convaincue.

Elle n'est pas convaincue ? Ce n'est pas ce que je lui demande. Je lui offre la vérité, la seule, et elle, Marie-Jeanne Delaboissière, me ressort les mêmes arguments que ceux qu'on m'a servis durant mon procès. Je récupère mon cahier et le plaque contre ma poitrine comme un gamin le ferait avec sa peluche.

Mon regard doit être terrible. Je le sens sur son visage. Je perçois même de la peur chez elle. Si elle ne me croit pas, personne ne le fera. Je suis vraiment perdu.

– Vous allez aussi me dire la même chose que les flics et les juges.

– C'est-à-dire ?

– Que j'ai inventé Max !

*

Avoir libéré la fille annonçait la fin de ma tranquillité. La peur pouvait la rendre amnésique. La terreur que Max la retrouve pouvait la faire réfléchir. Avoir été violée faisait peser sur elle la honte, voire la suspicion. Peut-être nous avait-elle provoqués ? Peut-être l'avait-elle cherché ? J'ai pensé à tout ça après l'avoir libérée. Je me suis persuadé d'avoir fait une bonne action, la seule de ma courte vie. Je l'avais sauvée d'une mort certaine. C'est moi qui tenais le couteau. Je l'avais déjà utilisé. Une fois de plus ou de moins n'aurait rien changé aux remords qui, un jour ou l'autre, allaient m'envahir.

Ta conscience, c'est le souvenir des morts, m'avait dit Max un jour. Elle me boufferait à petit feu si je ne faisais pas quelque chose de bien.

Je pense que c'est la raison qui m'a poussé à l'épargner. Ou bien parce que la fille était belle. Pour la première fois, j'avais devant moi une femme de toute beauté, une femme qui n'était ni mère ni prostituée.

Dans un autre temps, un autre monde… elle aurait pu me regarder différemment. Je l'aurais « caressée » et « aimée ».

Je suis un idiot.

Aussitôt libérée, elle a été recueillie par un automobiliste sur la route menant au port de pêche. Direction la gendarmerie.

Le lendemain matin, la porte de la chapelle était défoncée au bélier métallique. Des hommes casqués, armés jusqu'aux dents, hurlaient en envahissant notre sanctuaire. Au cas où l'on aurait tenté de fuir.

Max avait disparu.

La suite, je l'ai dessinée. Des croquis de la salle d'interrogatoire, puis du bureau de juge. Un portrait de mon avocat… des jurés d'assises… L'énoncé de la sentence… La guillotine…

J'ai tout raconté et j'ai fourni les preuves. Comment j'avais brouillé les pistes après avoir tué la jeune fille dans la forêt, la façon dont Max et moi, on attirait les SDF à la chapelle. J'ai montré les tombes où ils étaient enterrés.

Je ne m'étais jamais posé la question du nombre. Onze en tout… Je n'ai pas le souvenir de tous. C'est la première fois qui compte. Après, ce n'est que la répétition de gestes identiques. Une routine presque. Comme avec les prostituées. La première fois est importante. Ensuite, on sait quand la jouissance va venir et comment il faut se comporter pour que ça fonctionne…

Tuer une seconde fois n'apporte pas plus d'excitation que la première.

L'avocat général m'avait donc demandé pourquoi j'avais recommencé dix fois. Je me suis lancé dans une explication sans fin : faire plaisir à Max, j'étais sous son emprise et celle d'Iboga, revivre la même jouissance, créer une communauté, un message de Dieu…

J'ai vu des rictus sur les visages des jurés. Si j'avais eu mon couteau… bande d'enfoirés !

Puis le coup de grâce m'a été assené lorsque la jeune fille violée est venue témoigner, tremblante, à la barre. Elle était toujours aussi belle et magnifique. Elle a fixé les jurés et la cour. Elle ne m'a jamais regardé.

Elle ne s'est même pas retournée lorsque mon avocat lui a parlé de Max. Elle a simplement récité sa leçon :

– Il n'y avait qu'une seule personne dans la chapelle. Et c'est celle qui est assise dans le box des accusés.

Je me suis levé… J'étais troublé.

Mon avocat a souhaité que je m'exprime.

Elle ne s'est pas retournée… J'ai été maladroit.

– Vous… Vous êtes toujours aussi belle.

Murmures dans la salle. Tollé de l'avocat général.

Personne n'a cru à l'histoire de Max.

Pourtant, je sais ce qui s'est passé. Je sais aussi où il est.

La police et le juge n'ont rien voulu entendre. Ils n'ont même pas vérifié mes dires.

Le jeune black, Jeff le Négro… À la guillotine !

28

Max ! Max… qu'est-ce que tu as fait ?

Pourquoi violer une femme alors qu'on avait toutes celles qu'on voulait ? Même si je ne t'ai pas suivi, j'ai participé à sa séquestration et je n'ai rien fait pour t'en empêcher. J'ai occulté ce pan sombre de notre vie lors du procès. Trop dépendant encore de toi. Mais je sais… je suis persuadé maintenant que je ne l'ai pas violentée.

Pas capable.

Je me souviens quand tu as remonté ton pantalon… Tu soufflais, tu éructais : *Je l'ai fait ! Bordel ! Je l'ai fait…*

Je pensais que c'était la jouissance de l'acte en lui-même qui t'avait mis dans cet état. En réalité, c'était la domination, le pouvoir absolu sur quelqu'un contre son gré. La puissance contre l'impuissance.

Quand tu m'as menacé, quand tu t'es mis dans une terrible colère parce que j'avais laissé partir la fille, j'ai pris conscience à ce moment que j'étais moi aussi en danger. Tu faisais de moi ce que tu voulais. J'étais un être fragile dans ma tête et faible dans mon corps.

Je ne me suis pas demandé pourquoi je tuais des SDF. Pour moi, c'étaient des êtres sans grande valeur. Des sous-hommes. Je n'étais pas plus affecté que ça.

En fait, je le faisais pour te faire plaisir… Parce que tu me le demandais.

Ton désir irrationnel de domination te poussait à exiger de moi que j'assassine ces gens. Rien à voir avec la construction d'une quelconque communauté, d'une mission confiée par un Dieu suprême. Je n'y comprenais pas grand-chose et cela n'avait pas de sens. Ce qui te motivait c'était le fait que j'exécute tes ordres contre nature. Uniquement ce plaisir pervers d'avoir une emprise totale sur moi et de me voir m'enfoncer jour après jour sur un chemin noir… Le côté sombre de l'âme.

Tu m'as sauvé des eaux uniquement pour assouvir tes fantasmes.

Tu aurais dû me laisser me noyer.

Je regrette que tu aies croisé ma route. Je suis en enfer depuis ce jour.

La police et la justice n'ont pas fait leur travail d'investigation. Mon arrestation leur a permis de clore plusieurs enquêtes criminelles non résolues : la mort de la fille dans la forêt et les onze SDF. Je les ai bien aidés puisque j'ai expliqué le mode opératoire pour la fille et montré les tombes des sans-abri. Mes empreintes étaient partout dans la chapelle. Je leur ai donné le couteau, l'arme du crime. Le mobile me semblait clair en y intégrant Max. Mais la justice a dit que j'étais un pervers d'une espèce redoutable et un mythomane. J'avais cependant toute ma tête. Je pouvais être jugé et la perdre. Les psys de l'époque ont évoqué une récidive évidente si je sortais de prison. La guillotine s'imposait… Ou, au pire, l'incarcération à perpétuité… Une perpétuité incompressible.

Je leur ai indiqué où trouver Max. Ils ne sont pas allés voir. J'ai dit que ses empreintes étaient partout dans la chapelle. Il y en avait beaucoup. Aucune ne correspondait à une personne fichée. Je leur ai suggéré d'auditionner les prostituées mais leur parole n'ayant aucune valeur à leurs yeux, ils ont jugé que c'était inutile. Quant aux SDF, l'alcool et la drogue les rendaient amnésiques. Au pire, ils mentionnaient un mec noir qui vagabondait dans le coin… Pas plus avancé.

Et la fille violée ne parlait que d'un violeur… un Noir… Elle m'a reconnu dans la pièce à la vitre sans tain… Normal qu'elle se souvienne de moi puisque je l'ai aidée à fuir plutôt que de la tuer. Si Max avait été dans la pièce, elle l'aurait reconnu, lui aussi.

Et puis, Iboga coulait dans mes veines. On ne se débarrasse pas facilement de cette merde. Cette drogue m'a longtemps perturbé. Il m'a fallu plus d'un an pour avoir l'esprit à peu près clair. Je me suis mal défendu. Difficile de combattre seul lorsqu'on n'a pas l'instruction, la tête claire ni le bon avocat. Qu'il aille au diable, celui-là !

Depuis, les effets psychotropes se sont dissipés mais Iboga m'a bouffé les entrailles.

*

Les températures remontent. Le soleil se fait plus présent. Bientôt l'été.

Mon dernier.

La date butoir se rapproche inexorablement.

Et puis, un jour, je ne me lèverai pas. Phase terminale… Des tuyaux sortiront du nez, du bide et des bras. Dans l'attente du prochain bip émit par le moniteur cardiaque. Son lancinant d'une fin de vie.

Je ne peux pas me résoudre à finir comme ça. J'ai droit à autre chose. Oui, j'y ai droit ! Peut-être même que je le mérite !

Il me reste deux mois.

J'ai changé de calendrier dans ma cellule. J'ai découpé les mois devenus inutiles. Je m'octroie une réserve de quelques jours supplémentaires.

Entre les trois mois minimum et les six maximum du médecin, je m'en suis donné quatre. Un chiffre raisonnable. Après ?

Fin août. Cela évite la déprime avec l'arrivée de l'automne et de l'hiver. La diminution des jours s'accentuera et la chaleur tombera rapidement le soir.

Un mois maintenant que j'ai refusé toute rencontre avec le médecin et la psy. Elle ne m'a pas écouté. Elle est restée avec ses idées toutes faites. Comme les jurés qui m'ont condamné. *La vérité selon Jefferson Petitbois !* Évidemment. J'aurais dû m'en douter dès le départ. Marie-Jeanne Delaboissière m'avait pourtant donné un indice : cette vérité, la mienne, n'est pas celle de la justice… ni celle exigée par la société. Une fausse vérité parce que émise par Jefferson Petitbois, le meurtrier de douze personnes et violeur à fort potentiel récidiviste.

Terminé. Il est temps pour moi de solder toutes mes affaires. J'en ai fini avec elle. J'ai décidé de ne plus la revoir.

Quant au médecin ? Je ne suis pas aussi catégorique.

La nuit du 2 juin a été très difficile. Le cancer a décidé qu'il était temps de montrer sa force. La douleur, la plupart du temps tolérable, s'est brusquement réveillée. Au beau milieu de la nuit, ce n'était pas le bon plan. Les calmants n'ont eu aucun effet.

J'ai appelé le gardien, l'ai supplié de m'aider, de contacter l'hôpital…

– Va falloir attendre le matin, Jefferson. Pas les équipes pour t'envoyer aux urgences. Serre les dents. Fais pas ta chochotte…

Il m'a juste rapporté un tube d'aspirine de l'infirmerie. Une compresse sur une jambe de bois.

Je crois que la fièvre a grimpé.

Elle m'a embrouillé l'esprit. Des images bizarres me sont apparues. Max était là, entouré des onze SDF. Une femme… une jolie femme riait au fond de la pièce, un doigt pointé vers moi.

– Tais-toi, salope ! a crié Max.

– Oui. Mon amour…

Allongé sur l'autel de la chapelle, je voyais la coupole tourner. Sensations mitigées. Iboga était revenu, et les nausées avec.

Max s'est approché. D'une main, il m'a caressé les cheveux.

– Tu vas bientôt nous rejoindre. Tu sais que je t'attends depuis de longues années. Nous sommes tous là. Je te fais pas les présentations, tu connais tout le monde.

– Et la fille ?

– Non. Elle reste là où elle est. Pas son heure. Tu ne peux t'en prendre qu'à toi-même puisque tu as refusé de la tuer. Du coup, c'est elle qui t'a fait plonger. C'est dur de s'apercevoir que la personne qu'on a sauvée te met un coup de couteau dans le dos. Qu'en penses-tu ? Ça s'appelle de la trahison.

Les images tournent au-dessus de ma tête. Je ne peux pas répondre. Je n'en ai plus la force. Les sons s'éloignent. La sensation de tomber dans un puits sans fond. Yeux ouverts, l'espace lumineux se resserre sur les côtés. De lourds nuages noirs envahissent mon espace. Un point de lumière… puis plus rien…

Je chute.

– Monsieur Jefferson Petitbois ! Monsieur ! Vous êtes avec nous ? Monsieur ?

Qui m'appelle ? La voix est ailleurs.

– Laissez-moi tranquille…

Le noir revient. Je me sens léger.

J'ouvre les yeux. Visage de Max. Ce n'est plus le même. Ses pupilles sont vitreuses, son teint a blanchi. Lèvres décolorées.

Il se penche sur moi. Violente douleur dans le ventre. Une fois… puis une autre. Max me sourit. Ses dents sont recouvertes de sang. Il lève la main. Un couteau sanguinolent.

– C'est le tien, Jeff. J'ai pas fini.

Nouveau coup. La lame s'enfonce dans mes entrailles. La douleur est intolérable… Je me réfugie au fond du puits.

– Monsieur Jefferson Petitbois ! Monsieur ! Vous êtes avec nous ? Monsieur ?

J'ouvre les yeux. Lumière blanche. Un visage de femme au-dessus de moi. Elle sourit.

– Bien. Vous revenez parmi nous. C'est bien.

Lit d'hôpital. Le gardien a enfin fait son travail.

– Vous êtes arrivé aux urgences dans un état critique. Le gardien vous a trouvé inconscient au petit matin allongé dans votre cellule. Vous aviez vomi de la bile et du sang. Pas bon. Mais le chirurgien vous a sauvé de justesse.

Je touche mon ventre. Je ne sens pas de pansement.

– Il ne vous a pas opéré si c'est ce qui vous inquiète. Juste une ponction. Vous aviez du sang dans l'abdomen, et un liquide purulent. Il a paré au plus pressé. Perfusion d'antibiotiques à haute dose et morphine. Il va passer dans la matinée vous en dire plus.

– Depuis quand je suis là ?

– Trois jours. La fièvre est tombée et les antidouleurs semblent faire de l'effet.

J'attrape la main de l'infirmière.

– Pas d'opération ! J'en veux pas !

– Vous verrez ça avec le médecin.

Je me suis rendormi. Besoin de récupérer. J'ai perdu encore quelques kilos. Je vais finir avec la peau sur les os. Économie de gaz pour mon incinération. Mon testament sera vite rédigé. Aucune descendance. Aucun héritage à transmettre. Des dettes peut-être envers Jean Dumont. Je lui offrirai mes cahiers. Je ne vois que ça.

En fin de matinée, le médecin à la croix verte entre. Il me salue. Son visage est grave.

– Comment vous sentez-vous, monsieur Petitbois ?

– Difficile à dire. Dans le coton. Mal au crâne aussi.

– Normal. La morphine. Avantage et inconvénient du produit. D'un côté, elle soulage, d'un autre, elle peut provoquer des maux de tête.

Il respire profondément et s'assied au bord du lit.

– Je ne vous cache pas que ç'a été limite. J'étais à deux doigts d'ouvrir et de nettoyer le tout.

– Je l'ai interdit.

– Vous n'étiez pas en capacité d'en discuter. Et puis, mon métier, ma mission, est de sauver les gens dans la mesure de mes possibilités. Si je n'avais rien fait, j'aurais pu être poursuivi pour non-assistance à personne en danger.

– Je n'aurais pas porté plainte. N'ayez aucune inquiétude.

– Rien à voir avec la justice, monsieur Petitbois… Comment aurais-je pu me regarder dans un miroir si je vous avais laissé mourir ?

– C'est pourtant ce que je vous demande… mais sans souffrance.

– Pour le moment, je n'ai fait que retarder le moment fatidique. Rien n'est perdu. Si vous m'y autorisez, je vous opère dès demain.

Du revers de la main, j'écrase une larme au coin de l'œil.

– Aucune chance, docteur. Je vous en conjure… ne faites rien. Donnez-moi simplement les bons antidouleurs. Des trucs qui m'évitent vraiment de souffrir.

Il me pose la main sur l'épaule et se relève.

– Je vais voir ce que je peux faire. Je vous garde encore une nuit en observation. Je vous ai mis des drains. Un peu de liquide coule encore. Demain après-midi vous pourrez rentrer chez vous… à la prison.

Pas envie de rire.

Chambre d'hôpital ou cellule, ça ne change pas grand-chose. Je me sens autant enfermé ici qu'au centre pénitentiaire. Mes cahiers me manquent.

Par contre, la nourriture est meilleure. Pourtant, je n'arrive pas à avaler le moindre morceau. Juste quelques cuillerées de purée. Pas de Germaine pour finir mon plateau.

En fin d'après-midi, le policier en faction devant ma chambre ouvre la porte.

– Une visite pour vous, Jefferson Petitbois. Plus facile de vous rencontrer ici qu'en prison. N'en abusez pas. Limite légale. Heureusement que je connais votre visiteur.

Jean Dumont entre. J'éprouve une bouffée d'émotion en le voyant. Baladeur, casque et CD dans la main.

– J'imagine que ça doit te manquer. J'ai fait un petit détour à la prison avant de venir. Le directeur a été très conciliant. T'as de la chance.

– Ça sent plutôt les dernières volontés d'un condamné à mort… mais merci, Jean. C'est vraiment sympa. Mouais, la musique me manque.

Encore une larme. Putain, je me ramollis ! On dirait un vieux, proche du saut final…

Jean tire une chaise près du lit. On parle de tout et de rien. Il ne peut pas rester très longtemps. Déjà bien qu'il ait eu l'autorisation de me rendre visite.

– Je vais devoir y aller, Jeff. Si tu as besoin de quelque chose, passe par le policier en faction ou bien par Monsieur, à la prison. Ce sont des gars bien. Ils font leur boulot et savent être humains. L'un n'empêche pas l'autre. Je ne pense pas que tu sois dangereux…

– J'ai le bide en vrac. Je me pourris de l'intérieur et je perds des forces. Je me suis dit que fin août serait pas mal. Peut-être que ce sera avant la fin de l'été.

– Dis pas de conneries. Accepte de te faire opérer.

– Non. Ma décision est prise… Mais…

Je laisse ma phrase en suspens.

– Mais ? m'incite Jean à poursuivre.

– J'ai besoin de ton aide… Vraiment. Je ne pourrai pas y arriver tout seul.

– Arriver à quoi, Jeff ?

– J'ai besoin de ton aide.

29

Le temps : une notion toute relative. Trop court, trop long. Pas assez. Juste le temps qu'il faut.

Une journée… J'ai besoin d'une seule journée. Est-ce trop demander après plus de vingt-trois ans d'incarcération ?

Le 15 juillet de cette année, la dernière, je vais fêter mes trente-neuf ans.

Avec l'aide de Jean, j'ai sollicité le juge d'application des peines pour une sortie exceptionnelle ce jour-là. La seule depuis mes seize ans. Un bail !

Après, j'en aurai plus la force.

Le délai est court. Je le sais. La justice est débordée. Tous les cas sont prioritaires.

Le mien l'est peut-être un peu plus que d'autres. J'imaginais mon dernier souffle à la fin de l'été. Cette saloperie de cancer semble vouloir accélérer les choses. Elle ne souhaite pas s'éterniser. Alors j'ai revu mon calendrier. Fin juillet est plus probable.

Je ne cours plus en promenade. Je me force à exécuter plusieurs tours en marchant. Plus de plaisir. Parfois, je m'appuie sur le mur pour reprendre mon équilibre. La respiration est courte. Le pancréas ne lui a pas suffi, mon cancer est gourmand. Les organes alentour sont savoureux. Les poumons ne sont pas loin…

Je prends mes comprimés antidouleur. J'en suis à la dose maxi. Si je sors le 15, je la dépasserai pour profiter le mieux possible de cette journée.

Dans ma tête, mon planning est clair.

Je n'ai pas tout dit à Jean. Pas grave, il ne pourra pas me refuser mes dernières volontés.

Max… Max… Je vais bientôt te rejoindre. On aura tout le temps pour discuter de nos actions passées, de nos exactions plutôt. On a des comptes à régler tous les deux. Je n'ai pas toutes les clés. Il faudra que tu m'expliques pourquoi tu ciblais des SDF. À cause de leurs faiblesses, de leur vulnérabilité ? Parce que personne ne se soucierait de leur disparition ? Pourquoi ne t'es-tu pas attaqué à plus coriace ?

Je n'ai pas les réponses. Je compte sur toi pour me les apporter.

Le vendredi 12, la nouvelle est tombée.

Monsieur m'apporte le repas du soir. Il est en retard. Cela n'a aucune importance puisque je ne vais pas manger le quart de ce qu'il y a sur le plateau.

Il pousse la porte et la grille. Cela fait déjà plusieurs semaines qu'il les laisse ouvertes quand il vient me voir. Je n'ai pas la force de fuir.

La maladie m'a rendu doux comme un mouton… Me boulotter de l'intérieur ne lui a pas suffi, elle m'a aussi ramolli le cerveau.

– Désolé pour l'heure tardive, Jefferson…

– Jefferson ? C'est la première fois que vous m'appelez par mon prénom, Monsieur.

– Ça m'a échappé. Je peux…

– Non, non… Pas de souci. J'aime bien mon prénom.

– Je disais donc que je viens tardivement parce que je voulais passer quelques minutes avec vous. Je suis en vacances à la fin du service de ce soir et je voulais vous dire au revoir.

– Plutôt adieu, non ?

Je me redresse sur mon lit et tente un sourire.

Je lui tends la main. Il hésite puis me la serre avec conviction. Une véritable poignée d'homme.

– On ne va pas se revoir, Monsieur. C'est inscrit dans mes tripes.

– Je voulais aussi vous donner ce fax qui vient d'arriver chez le directeur. Il m'a demandé de vous le transmettre. Je suis heureux de vous le remettre.

En-tête du ministère de la Justice.

Un trop-plein d'émotions. *Putain ! Ressaisis-toi ! Tu vas pas chialer !*

Je suis autorisé à sortir le 15 juillet de 9 heures à 19 heures… Suivent les conditions…

Je vois le nom de Jean Dumont comme accompagnateur.

Je n'ai jamais passé mon permis de conduire. Pas utile. Jean va pouvoir me balader. J'ai quelques kilomètres à faire.

– Merci, Monsieur.

– Moi, j'y suis pour rien. Je suis simplement le facteur. J'ai cru comprendre que Jean et Mme Delaboissière s'étaient démenés pour vous l'obtenir. Sans elle, pas certain que votre demande de sortie exceptionnelle aurait abouti. Le directeur du centre est aussi monté au créneau.

– Ne me dites pas que Chef Martin a donné aussi sa bénédiction ?

– Ah ! Non… Là, c'est une certitude. Je pense que s'il n'était pas à la retraite, il aurait fait tout son possible pour faire foirer votre requête.

J'ai presque de l'appétit. Je mange plus que d'habitude et le regrette aussitôt. L'estomac n'en peut plus et je renvoie une grande partie de ce que j'ai ingéré.

Malgré la douleur, je me sens libéré… Je vais sortir. *Allez, Jefferson Petitbois, dans deux jours, tu es dehors…*

Je passe les deux nuits restantes et la journée de dimanche à me conditionner pour ma sortie. Jean m'a fait parvenir des vêtements. Je ne pourrai jamais lui rembourser ce que je lui dois. Il a mes cahiers comme souvenir. Je ne peux rien faire de plus.

Pour la première fois depuis vingt-trois ans, je vais remettre de vrais habits : chaussettes, slip, pantalon et chemise. J'ai même droit à une ceinture. Aucun danger que je me suicide dans ma cellule demain.

J'aurai de vraies chaussures aussi. L'effet va être bizarre. Lundi, je vais redécouvrir des choses simples de la vie courante : m'habiller, faire mes lacets, me regarder dans un miroir…

En quelques secondes, je vais tirer un trait définitif sur plus de deux décennies de ma vie. Une grosse parenthèse.

Je me suis endormi vendredi soir avec le casque sur les oreilles. « Shine On You Crazy Diamond » des Pink Floyd… *Continue de briller, toi le diamant fou.*

Mes larmes sont sèches.

Rappelle-toi quand tu étais jeune
Tu brillais comme le soleil
Continue de briller, toi le diamant fou

Je ne crois en aucun Dieu. Max avait tenté de m'initier. Si, à un moment ou à un autre, j'ai pensé qu'un Être suprême pouvait exister, il devait s'appeler Iboga… Aucun autre nom possible.

Je ne prie pas non plus. J'ai causé avec des souris et me suis souvent parlé à moi-même. En silence, pour ne pas devenir fou.

La nuit suivante, j'ai sollicité un sursis au mal qui me dévore. Je lui ai demandé de me laisser tranquille quelques heures, le temps de clore ma vie et de la solder de tout compte.

Pas certain qu'il m'entende. J'ai la boîte de pilules pour le lui faire comprendre.

Je passe la journée du dimanche à relire en partie mes cahiers et à les classer. Je les ai comptés. Il y en a vingt et un, empilés dans un coin de ma cellule. Des années à écrire et à dessiner. Parfois, cela ne veut rien dire. Certains passages font remonter des émotions.

La fin n'est pas écrite et ne le sera pas. Je conclurai le dernier carnet par des points de suspension… Un « À suivre » en quelque sorte.

Ce ne sera pas moi qui la rédigerai. Jean, peut-être…

En fin d'après-midi, je prends une feuille vierge. *Madame Delaboissière…*

Mais rien ne vient. Je déchire le papier en petits morceaux.

Je me sens fatigué… Éreinté, plutôt. Plus aucune force.

Je m'allonge et cherche le sommeil.

Ma dernière nuit en prison.

Je me suis longtemps concentré sur la première fois. Maintenant, ce sont les dernières qui accaparent mes pensées : dernier repas, dernière nuit… puis ce sera le dernier pas, le dernier mouvement et… l'ultime souffle.

Je me réveille en pleine nuit. J'ai crié. Je suis trempé de sueur.

Je me vois dans la cour de Fresnes. Ciel plombé de nuages. L'orage n'est pas loin. Grondements, éclairs lointains.

Pieds nus, je marche sur des pavés froids et humides. Devant moi, elle s'élève de toute sa hauteur. Je n'ai plus peur d'elle. La lame brille d'elle-même.

Je sens son odeur.

Personne ne m'accompagne. Je suis seul. C'est ma décision.

Je déchire le col de ma chemise et m'allonge sur le plateau en bois. Sur le dos, je vois le couperet d'acier à un mètre au-dessus de moi.

Le bouton de libération dans la main. Ne pas attendre, au cas où la peur revienne.

J'actionne l'interrupteur.

Glissement du métal dans son logement de bois.

Enfin…

30

15 juillet 2002

Que me réserve la météo aujourd'hui ? Soleil et chaleur. Un 15 juillet, rien de plus normal.

Température estivale. Pas un nuage dans le ciel pour toute la journée.

Loin d'être une futilité. J'aurai été déçu s'il avait plu.

J'ai classé les cahiers par ordre chronologique d'écriture. J'ai mis une feuille au-dessus de la pile sur laquelle j'ai écrit : *Pour Jean Dumont.*

Rien de plus. Il comprendra. Je n'ai laissé aucune lettre. En me réveillant ce matin, j'ai pensé à l'aumônier de Fresnes et à Marie-Jeanne Delaboissière. Je n'ai plus le temps pour leur écrire. Il me faudrait une grande concentration. Je n'en ai plus vraiment. Le cancer, les médocs ne me le permettent plus.

Et puis, que pourrais-je leur dire qu'ils ne savent déjà ? Je ne peux pas non plus leur faire plaisir en avouant ce qu'ils aimeraient entendre. Aucune compassion. Le curé a sûrement eu d'autres occasions de pratiquer les sacrements de l'extrême-onction. Quant à la psy, ce ne sont pas les malades mentaux qui manquent. Elle va continuer à s'éclater.

Je n'ai jamais eu de montre ni de pendule. Suivant le sens du vent, le clocher de l'église me donnait les heures. Les rythmes de vie étaient mon horloge : repas, promenade.

J'ai entendu sonner huit coups. Dans moins d'une heure je serai dehors.

Étonnamment, cette sortie me fait peur. Je vais traverser les couloirs et, pour la première fois depuis mon arrivée ici, en 1981, je vais passer en marchant et sans entraves la porte d'entrée de la prison. Habillé en civil, je marcherai quelques mètres en direction de Jean, assis dans sa voiture.

J'en tremble.

Le remplaçant du maton Monsieur vient me chercher. Jamais vu celui-là. Un simple « Bonjour » suivi d'un « Au revoir » suffisent.

Juste avant de quitter ma cellule, je lui jette un dernier regard. Je ne compte plus le nombre d'heures passées ici. J'y laisse quelques affaires, peu de souvenirs mais beaucoup de souffrance.

Le dernier gardien, celui de la porte extérieure de la prison, me dit :

– Ce soir, c'est 19 heures. Pas une minute de plus. T'as intérêt à respecter les horaires.

– Pas de souci, gardien.

Mon rythme cardiaque s'accélère lorsque le portail s'ouvre.

Sur le parking, je vois Jean adossé contre sa voiture. Immense sourire. Ça me fait chaud au cœur.

Me montrant le casque que je porte autour du cou, Jean me demande si je compte avoir quelques moments seul.

– Je ne veux pas être désagréable, Jean, mais c'est la première fois depuis des décennies que je vais passer autant de temps avec quelqu'un. Peut-être vais-je avoir besoin de me retrouver un peu seul à seul avec moi-même. La musique, ça aide.

– Aucun problème, Jeff. Je comprends. Bon… Par quoi veux-tu commencer ?

– Un vrai café dans un vrai bar. Ça te va ?

– S'il y a que ça pour te faire plaisir, c'est OK.

Tout me semble nouveau. Les rues, les gens… L'odeur de la voiture… Du bar avec ses relents de vieux alcools et de cigarettes. Normalement, des senteurs désagréables. Là, j'ai le sentiment de revivre. On n'oublie pas les parfums. Notre mémoire est sensible. Un effluve particulier ouvre des tiroirs d'où s'échappent des souvenirs. Quand, dans ma cellule, l'iode de la mer m'arrivait par la fenêtre, je voyais les vagues et sentais le vent me caresser le visage.

Suggestion.

Je bois délicatement le café. Je le trouve bon… excellent même.

Mais, rapidement, je ne supporte plus le bruit. Le son de la télé qui diffuse des informations en continu me parvient brouillé. Je lis les commentaires qui défilent sous l'image : *Le président français Jacques Chirac a été victime d'un attentat manqué à la carabine. Maxime Brunerie, auteur des faits, est déclaré irresponsable.*

Il l'a raté… Dommage. Je me souviens que ce personnage, Jacques Chirac, avait déclaré des insanités sur les Noirs… Mouais, vraiment dommage.

– Veux-tu un autre café, Jeff ?

– Non… Il passera pas. As-tu apporté ce que je t'ai demandé ?

– Oui. Mais ça ne me plaît pas trop. Je veux croire que c'est un jeu mais si on apprend que je suis impliqué dans tout ça, je perds mon boulot. C'est bien parce que c'est toi et que je sais qu'il n'arrivera rien en fin de compte.

Il pousse une enveloppe timbrée devant moi.

– J'ai mis des gants. Pas d'empreintes.

– Je vais laisser les miennes, Jean. T'as rien à craindre.

Je soulève le rabat et sors les photos prises avec un Polaroid. Je souris en les voyant. Je remarque la date et l'heure sur les clichés.

– La date d'aujourd'hui. Super… Et l'heure ? Midi trente ? Comment as-tu fait ? Il n'est même pas dix heures.

– Je les ai prises hier en fait. L'heure est bonne mais j'ai bidouillé l'appareil en avançant d'une journée son horloge interne. Simple manipulation quand on sait comment procéder. Ce Polaroid n'est pas de première génération.

Je triture comme il faut les clichés pour y laisser mes empreintes. Je sors une feuille d'une poche de mon pantalon que je mets entre les photos. Je glisse le tout dans l'enveloppe et la ferme correctement.

– Je la dépose dans la boîte aux lettres en sortant. L'heure de levée est à 17 heures Les horaires correspondent. Il y aura la date et le lieu d'envoi. Tout proche de la prison. Un élément convaincant de plus.

– C'est pas bien ce que tu fais, Jeff.

– Je m'en fous… Toi, tu sais que c'est bidon.

– Oui. C'est pour ça que j'ai accepté… Bon, il va falloir y aller parce qu'on a de la route à faire. Pas tout proche, le terminus de ton pèlerinage, Jeff. Si on veut être rentré pour 19 heures, faut pas tarder. Mais avant, j'ai un cadeau pour toi… Il est dans la voiture.

On sort du troquet. Le soleil commence à chauffer. Je sens ses rayons sur ma peau. Putain ! Ça fait un bien fou. S'il pouvait griller ces saloperies de cellules cancéreuses qui me consument de l'intérieur…

Sur le siège arrière, un paquet rectangulaire. Jean me le tend et s'installe au volant.

– C'est quoi ?

– Monte. Faut rouler. Tu l'ouvriras dans la voiture.

Jean regarde le parcours sur la carte routière.

– Ça fait une tirée. C'est bien là que tu veux aller ?

Je jette un œil.

– Je t'indiquerai la fin du chemin quand on sera dans ce coin-là…

Je soupèse le colis.

– Je crois bien que c'est la première fois que l'on m'offre un cadeau avec un beau papier autour. Je ne sais pas ce que c'est, mais je te remercie par avance.

– J'y suis pour rien. Il ne vient pas de moi.

– De qui alors ?

– Devine… Qui peut te faire un cadeau ?

– Il n'y a pas une tonne de gens.

Jean démarre. On longe la côte de l'île avant de prendre le pont qui nous ramène sur le continent. Reste plusieurs heures de route.

Évidemment, je ne serai pas rentré pour 19 heures. Jean n'est pas crédule à ce point. On a la journée pour parler.

J'ai toujours le paquet dans les mains et ne l'ai pas encore ouvert. Je pose mon front sur la vitre. Le paysage défile. C'est beau et triste à la fois. Le monde libre. Des gens sont allongés sur la plage. Ils emmagasinent un maximum de soleil. Pas bon pour la peau, paraît-il. Ils ont l'air de s'en foutre. Ils ont raison. Personne ne veut voir sa vie dictée par qui que ce soit.

Ironie du destin. C'est moi qui pense un truc pareil. J'ai supprimé des vies et la société a décidé de la mienne. En fin de compte, c'est un seul homme, président de la République française de son état, qui a scellé mon avenir dans son luxueux bureau de l'Élysée. En quelques secondes. J'aurais pu mourir, la tête tranchée. Le supplice aura été plus long. En vingt-trois ans, j'ai eu le temps de me liquéfier peu à peu. La mort me rattrape. Ce sont des millions de guillotines qui découpent en ce moment mes entrailles. Une version imagée de mon cancer. Impossible de se soustraire à son destin.

Dans moins d'une heure, je vais devoir prendre un nouveau cachet. Tant pis si je dépasse la dose prescrite… Aucune importance.

– Je ne vois qu'une seule personne.

– Oui ?

– Marie-Jeanne Delaboissière.

– Bingo !

– Pas difficile. Qui je connais, à part toi ? Un autre maton ? Impossible. Le toubib de l'hosto ? Il n'a toujours pas digéré que je refuse de passer entre ses pattes. Qui encore ? Ah oui, l'aumônier de Fresnes ? Je ne vois pas comment il aurait su que j'allais sortir. Le tour est vite fait.

– Mouais, pas dur, en fait. Bon, tu l'ouvres ?

Je défais avec précaution le papier d'emballage. Vu l'aspect, je me doutais un peu. Un livre, grand format.

Coup au cœur.

Je lis le titre : *Emprise*.

Je lis le sous-titre : *La vérité selon Jefferson Petitbois*.

Et l'auteur : Marie-Jeanne Delaboissière, psychiatre.

Je me retourne vers Jean.

– C'est une plaisanterie !

– Non. Super cadeau, hein ? Un livre sur toi. C'est génial.

– J'ai rien demandé, moi. C'est ma vie qu'elle a écrite, c'est ça ?

– Je ne sais pas, Jeff. Je crois, oui. Je ne l'ai pas encore lu. Il sort officiellement en librairie mercredi. Ça va faire un tabac. J'en suis persuadé.

Je me sens mal. Léger étourdissement. Des images remontent.

Les entretiens. Le dictaphone censé être éteint. Un mensonge.

– Merde, Jean ! Elle m'a fait croire que si je racontais ce qui s'était vraiment passé, elle pourrait me faire sortir… Une remise de peine… Un truc du genre… Elle s'est servie de moi, Jean ! Elle m'a trahi !

Jean fixait la route. Il paraissait sincère lorsqu'il me disait que c'était un beau cadeau. Quelqu'un avait fait un livre sur moi. En quelque sorte, je devenais immortel. Devais-je m'en réjouir ? J'ai jamais voulu être une star. Je suis un gars simple avec une vie compliquée. Je ne mérite pas cette déloyauté. Je me suis fait manipuler.

Un flash me traverse l'esprit.

Je feuillette rapidement le livre.

C'est bien ce que je craignais. Des dessins entrecoupent le texte… Mes dessins.

– Que sais-tu sur le vol de mes cahiers, Jean. Dis-moi. Cette salope de Martin, il a été payé… ? Elle l'a payé pour me les voler ? Elle en a fait des photocopies qu'elle a utilisées pour son livre ? Ou bien il l'a fait tout seul et lui a vendu les tirages après ? Dis-moi !

– Je n'en sais rien, Jeff… Je t'assure… Je ne suis au courant de rien.

– J'aurais dû le crever quand j'en avais l'occasion.

– Dis pas de sottises. T'as jamais eu l'occasion. Face à lui, tu ne faisais pas le poids.

– Il crèvera un jour… Je sais. Une mince consolation… Je vais mourir avant lui, et ça me fait chier.

Je me fourre la tête entre les mains.

– Je crois qu'il y a une enveloppe à la fin du livre.

– Comment le sais-tu ?

– Je ne l'ai pas lu, je te le répète. C'est la psy qui me l'a dit quand elle m'a donné le livre. Elle m'a dit qu'elle n'a pas osé te faire une dédicace. Un courrier lui semblait plus correct.

Je laisse passer encore quelques minutes avant de l'ouvrir. Le temps vient brutalement de perdre son importance. La route défile lentement. Les sons deviennent sourds. Une immense fatigue me saisit. *Laisse-moi tranquille quelques heures, s'il te plaît… Tu pourras faire de moi ce que tu veux après… C'est le deal que je te propose.*

Jean se tourne vers moi.

– Tu me parles ?

– Non… Je cause… à mon cancer.

– Tu vas bien ?

– À ton avis ?

– Désolé, ma question est idiote.

Je me décide à ouvrir l'enveloppe.

À l'intérieur, une feuille manuscrite et une épaisse liasse de billets… Je compte : au moins deux mille euros.

– Une sacrée somme, Jeff. Dis donc, elle s'est pas moquée de toi, la psy.

Je déplie la lettre.

Monsieur Petitbois,

J'imagine votre fureur en voyant ce livre. Ne vous méprenez pas sur mes intentions de départ. Je ne vous ai pas menti. J'ai vraiment voulu vous aider à sortir de prison, à alléger votre peine. Malheureusement, j'ai très vite compris que l'administration judiciaire ne s'y résoudrait jamais. Vous êtes un symbole. Le dernier condamné à mort français gracié. De plus, vos crimes sont suffisamment atroces pour justifier un enfermement à vie…

J'ai quand même voulu continuer parce que j'ai senti à travers nos premiers entretiens et à la lecture de votre dossier que vous aviez été utilisé par Max, votre mentor. Contrairement à ce qui a été dit à votre procès, je suis persuadée qu'il a existé. Je pense aussi que vous étiez sincère lors de nos séances, et dans vos carnets, bien sûr. J'ai ressenti la nécessité de vous aider à y voir plus clair, à comprendre ce que vous avez été.

Je ne pouvais pas non plus laisser tomber dans l'oubli une histoire comme la vôtre. Alors, j'ai écrit ce livre qui est en réalité le vôtre.

Si je vous avais demandé votre autorisation, je suis certaine que vous me l'auriez refusée. N'ai-je pas raison ?

Alors j'ai pris sur moi d'aller au bout de ma démarche. Plusieurs éditeurs voulaient publier ce livre. J'ai choisi le plus offrant.

Vous ferez comme vous le voudrez mais je vous conseille de le lire. Je pense ne pas avoir dénaturé votre pensée. Tout ce qui est dans cet ouvrage est la stricte vérité… enfin, la vérité selon Jefferson Petitbois. J'ai ajouté ma touche personnelle en utilisant mes compétences en psychiatrie.

Pour vous prouver ma bonne foi, je vous offre la moitié de l'à-valoir que j'ai reçu pour la rédaction de ce livre. Cet argent est à vous. Vous en ferez bon usage, j'en suis certaine.

Je crois savoir que M. Dumont vous aide actuellement à passer une journée hors norme… le jour de votre trente-neuvième anniversaire.

Je vous souhaite la meilleure journée que vous puissiez avoir.

Marie-Jeanne Delaboissière.

P.-S : La fin n'est pas écrite. J'en ai inventé une... Ne vous formalisez pas. J'ai mis une pointe de romanesque.

Je jette le livre sur la banquette arrière.
Salope !
Le mal se réveille dans mes entrailles.
Je gobe une nouvelle pilule plus tôt que prévu.

31

Le trajet est long. J'ai le temps de me plonger dans le livre du Marie-Jeanne Delaboissière… dans mon histoire romancée.

Je ne connais pas les règles en la matière mais je ne suis pas sûr que la publication de cet ouvrage soit légale. La psy n'a même pas changé mon nom. J'espère pour elle qu'elle a modifié ceux des autres protagonistes. Sinon, elle risque de sérieux ennuis avec les familles des victimes.

Je survole les premiers chapitres. J'avoue que, pour le moment, elle a fait un bon travail. Elle a construit l'histoire comme une fiction dans un ordre non chronologique. De mon abandon dans le petit bois, à mes déboires avec un maton retors en passant par ma peur de l'échafaud et la grâce présidentielle.

Pas envie d'en lire plus. Elle ne pourra jamais retranscrire mes angoisses face à la mort imminente et à l'attente d'être guillotiné. Bien qu'elle ait fouillé dans les méandres de ma cervelle, elle n'atteindra jamais le cœur de mes peurs. Elle n'a jamais bu d'Iboga ni rencontré Bwiti. Il lui manquera toujours l'expérience. Personne ne peut se mettre à ma place…

Et puis, il y a Max, abordé par flash-back. Le peu que je lis sur lui ne fait qu'effleurer ce qu'il a été.

Après une heure de lecture en diagonale, je suis rassuré sur la portée de son bouquin. Je ne sais pas si ce sera un best-seller mais elle ne m'a pas manqué de respect. Elle n'a pas été bien loin dans les sentiments. La violence de mes actes est à peine abordée. Elle s'est retenue ou bien elle n'a pas mesuré son importance. Autocensure.

À la limite entre le récit de vie et le roman noir, ce bouquin est un truc tiède… gris clair.

Je vais directement à la fin. Comment s'en est-elle sortie ? Dans son courrier, j'ai senti qu'elle ne semblait pas satisfaite. Comment a-t-elle traité la disparition de Max ? Comment je m'en sors ? Si je m'en sors…

Je cherche mais ne trouve pas ce que j'espérais. Elle a modifié la vérité… Ce livre devient « la vérité selon Marie-Jeanne Delaboissière »… Du coup, ça sonne moins bien.

– Levez-vous monsieur Petitbois.

Le juge s'exprimait d'une voix ferme. Jefferson n'avait pas d'autre choix que d'obéir. Toutes les personnes présentes dans la salle d'audience retenaient leur souffle. Enfin, le criminel allait s'expliquer.

– Depuis le début de ce procès, nous avons montré votre implication dans les différents meurtres et uniquement la vôtre. Vous, en revanche, vous ne cessez de faire référence à un dénommé Max. On vous écoute. Qu'avez-vous à nous dire sur ce supposé complice ?

Jefferson Petitbois semblait fébrile.

– Max est… enfin était un homme…

Je passe plusieurs pages. Je vois où elle veut en venir. Cette histoire devient risible.

– Une conclusion s'impose, monsieur Petitbois.
Le juge s'enfonça un peu plus dans son grand fauteuil en cuir.
– Fabulation. Les experts sont unanimes : mythomanie. Je vous accorde le fait que vous croyiez vraiment à ce que vous dites, mais les investigations menées par les services judiciaires ont montré que Max, votre soi-disant mentor, n'a jamais existé...

– Connerie, ce bouquin. Ne le lis pas, Jean. Tu vas être déçu. Un tissu de mensonges. Heureusement que la psy ne me l'a pas fait lire avant sa publication. Je m'y serais opposé. C'est lamentable. Le procès ne s'est pas passé comme ça.

– Pour toi, peut-être. Mais un lecteur lambda, qui ne connaît pas ta véritable histoire, peut la trouver captivante, non ?

Je ne réponds pas. Elle a écrit dans le livre le contraire de ce qu'elle me met dans son courrier.

J'attaque le dernier chapitre, là où, d'habitude, le lecteur découvre les derniers rebondissements de l'intrigue. C'est aussi le moment d'apporter une chute : que devient le héros ou le criminel. Happy end ou non ?

Lentement, Jefferson Petitbois ôta sa chemise immaculée. Il la posa sur le dossier de la chaise. Il retira ses chaussures et les rangea sous la table. À côté de la fenêtre grillagée de sa cellule, le crucifix paraissait plus lumineux que le reste de la pièce.
Il mit son pantalon de toile sur le lit et s'agenouilla sur le sol froid et humide. Les mains jointes, il baissa la tête et pria.
Des ombres apparurent dans son dos. Les spectres de ses victimes. Ils s'approchèrent de lui et lui posèrent une main sur l'épaule.

Rédemption.

Un soleil froid d'hiver se leva au-dessus de la montagne. Ses rayons tentèrent de réchauffer les pierres glacées du monastère...

Je ris bruyamment. Je jette le livre à l'arrière.

– C'est nul !

– Je te dirai quand je l'aurai lu, Jeff.

– Non. Je ne veux plus rien entendre sur ce torchon... Tu feras ce que tu voudras mais tu garderas tes commentaires pour toi. Moi, j'en ai terminé avec cette histoire.

Je pose le front sur la vitre et regarde le paysage défiler. Après quelques minutes silencieuses, Jean me demande si j'ai faim.

– Pas vraiment mais si tu veux qu'on s'arrête, pas de souci. C'est toi qui conduis.

– On arrive dans combien de temps à ton avis ?

– Je ne sais pas trop. En vingt ans le paysage a changé. Il n'y avait pas d'autoroute pour venir dans ce coin. Peut-être deux heures pour atteindre la chapelle.

– On s'arrête pour manger alors.

*

Resto d'autoroute. Week-end du 14 juillet. Du monde partout.

Je prends seulement un café et du pain. On trouve une place à l'extérieur. Il fait chaud. Les rayons du soleil me font un bien fou. Je les sens traverser ma peau et s'attaquer aux cellules malignes. Sous leur chaleur, elles grillent comme de vulgaires moustiques attirés par des néons tueurs d'insectes. Grésillement des ailes.

Jean s'est pris un menu bourré de calories. Un truc américain. J'ai la nausée en regardant son assiette. Il rapporte son plateau vers lui pour l'éloigner de moi. Geste symbolique que j'apprécie. Il lève son verre de Coca.

– Merci pour ce repas, Jeff.

– Maintenant que j'ai de l'argent, je peux te rembourser tout ce que je te dois.

– Garde-le pour ta prochaine sortie de prison. Le juge d'application des peines fera un geste. J'en suis certain. T'es malade. Tu n'es plus dangereux. Tout le monde le sait.

– Et pourtant, la justice m'a jugé irrécupérable.

– Il y a longtemps. La maladie va te permettre de retrouver la liberté.

– D'une certaine façon, tu as raison. Mourir va me libérer de la perpétuité.

– Je ne pensais pas à une fin si radicale. Ce que je voulais dire, c'est qu'elle... t'attendrit. J'en veux pour preuve la lettre avec les photos envoyées à Chef Martin. Il va avoir la peur de sa vie mais tu as abandonné l'idée de le tuer.

– Je pourrais le trucider quand même après.

– Sans mon aide, alors. C'est un salaud. Il a tous les défauts du monde mais ce n'est pas une raison pour le tuer.

– J'ai vraiment eu la haine. Il n'y a pas si longtemps encore, je rêvais que je l'étranglais, que je le tabassais. Son visage disparaissait sous les coups. J'éliminais une vermine. T'as peut-être raison, mon cancer m'a ramolli. Je n'ai pas acquitté Chef Martin. Je lui octroie une peine de substitution. Il va avoir peur.

– Il ne restera pas sans réagir.

– Une évidence. Mais, en attendant, ça va lui pourrir la vie pendant quelque temps. J'imagine sa tête lorsqu'il va voir les photos de sa maison et la lettre qui les accompagne. Il va se dire que je peux l'atteindre à n'importe quel moment. Lui ou l'un des membres de sa famille. Je cite les prénoms de ses proches et même celui de son chien. Tu as fait du bon boulot.

– J'en suis pas fier. Je me venge aussi. J'ai souffert d'avoir bossé avec lui. Je sais qu'il va s'en remettre. Très vite, il comprendra que tu n'es pas dangereux et que tu n'as pas été libéré sous conditionnelle. Juste une journée. Il ne va pas angoisser très longtemps.

Heureusement que Jean n'a pas lu le courrier accompagnant les photos. J'ai été plus loin qu'un simple avertissement. J'ai expliqué dans le détail comment je dépècerai son chien, comment je m'occuperai de sa femme malgré son âge qui ne donne pas envie… Ses enfants et surtout ses petits-enfants ne seront pas épargnés… Le viol, ça me connaît, selon la justice des hommes…

Les différentes photos lui donneront des indices supplémentaires sur ma volonté de lui nuire. La date et l'heure inscrites sur certaines d'entre elles montrent que je suis venu devant chez lui le jour de ma sortie exceptionnelle.

Je lui apporte encore quelques éléments sur ma détermination à lui nuire.

… je ne vais pas te tuer… Trop facile. Une salope comme toi, ce sont les remords qui vont te consumer à petit feu. Je sais que tu n'as aucun regret à mon sujet. Je suis même certain que tu as pris du plaisir à m'humilier en permanence, à me mettre plus bas que terre. Non, tes regrets viendront d'avoir mis ta famille en danger. Toi, je ne te ferai rien. J'ai appris avec le temps que la pire des souffrances c'est de ne pas pou-

voir agir, d'être enfermé… Mais ta famille ? Hum… Mieux que les SDF… Mieux que la fillette dans la forêt… Mieux que le viol dans la chapelle…
Les remords finiront par te tuer…

Je ne termine pas mon café. Décidément, rien ne passe. Je me sens faible lorsque je me lève. La voiture de Jean est à quelques mètres et, pourtant, la distance me semble infranchissable. Difficultés pour reprendre mon souffle.

Je me laisse choir sur le siège. Les yeux clos, je me concentre sur ma respiration. *J'ai besoin de quelques heures encore… Faut-il que je me mette à genoux pour te demander un peu de répit…*

– Tu vas bien, Jeff ?

– Mouais… Ça va aller… On peut partir si tu veux… Je vais dormir un peu.

J'aimerais ne pas rêver. C'est encore trop demander. Je sens la main de Max sur mon épaule. Assis sur le siège arrière, il arbore son sourire habituel.

– Désolé pour ton cancer, fils. Tout a une fin. Je crois comprendre que tu veux revoir la chapelle. Notre sanctuaire. Style « pèlerinage » de fin de vie !

Rire bruyant.

– Toi, tu as eu le temps de te préparer à passer de vie à trépas. Pour moi, ç'a été rapide. Je l'ai pas vu venir. Bon… Depuis le temps, je ne t'en veux plus. Je veux bien reconnaître que j'ai été en colère de nombreuses années, et puis j'ai pris conscience que cela ne me ramènerait pas sur la bonne rive. Depuis, je suis assis sur mon rocher et je t'attends. C'est quand même un peu long. Tu viens quand tu veux…

– Bientôt…

Jean se retourne sur moi.

– Tu me parlais ?

J'ouvre les yeux.

– Oui… On quitte l'autoroute bientôt… Prochaine sortie.

32

Jean ne comprend pas pourquoi je l'emmène à la chapelle. Il n'a pas besoin d'être convaincu, me dit-il. Pour lui, Marie-Jeanne Delaboissière aurait eu sa place ici. J'ai surtout envie de voir une dernière fois mon sanctuaire avec quelqu'un que j'apprécie. L'aboutissement de ma jeune vie d'homme libre. Après ma noyade, j'ai vécu ici mes meilleurs moments mais aussi les pires.

Le paysage a changé. Des lotissements ont fleuri le long de la route. Des villages ont grossi et les routes se sont élargies. Le tourisme s'est développé. En ce début de période estivale, de nombreux vacanciers se pressent aux abords des plages.

– Sais-tu si la chapelle existe toujours, Jeff ?

– Aucune idée.

– On est peut-être venus pour rien.

– Non. Même si le bâtiment n'est plus debout, même si le cimetière a été complètement retourné, les âmes, elles, sont toujours là. Je les sentirai.

Jean ne répond pas. Me laisser avec mes délires. Cette journée est la mienne. Mes dernières volontés. Ma dernière cigarette et mon ultime verre de rhum avant l'échafaud.

La peur en moins.

On arrive en début d'après-midi dans le village du bord de mer. Le port a changé. Les bateaux de plaisance ont remplacé les chalutiers.

On se gare devant le bassin réservé aux voiliers.

– Je voudrais marcher un peu, Jean. On ne va pas très loin. Juste derrière les premiers bâtiments qu'on aperçoit là-bas.

– Ça va aller, tu crois ?

– Suis pas encore mort. Les saloperies qui grouillent dans mon corps n'ont pas encore tout bouffé. Ce ne sera pas long.

L'arrière-port a changé lui aussi. Les maisons de ville, mitoyennes, ont été rénovées. Façades de pierres apparentes. Teinte ocre. Plus de bouges à putes. Les SDF ont été déplacés dans un autre quartier ou bien ils sont tous morts.

Tout est devenu propre.

J'en suis presque déçu. Un autre monde.

– Dans cette rue, y avait une prostituée tous les dix mètres. Une rue de marins. Juste à faire ton choix et négocier les tarifs.

On avance un peu plus. Au détour de la rue, on arrive sur une petite place où trône un kiosque à musique.

– Les sans-abri se réunissaient ici pour la plupart. C'est dans ce coin que Max a trouvé le premier SDF qu'on a ramené puis massacré au sanctuaire.

Jean regarde sa montre.

– La chapelle est loin d'ici ?

– Non, là-haut… Sur la hauteur de la ville. Dix minutes en voiture.

– Parce que ça va être juste, si on veut être rentrés à 19 heures.

– T'inquiète pas, Jean. Ça va le faire. Je te le promets.

On reprend la voiture. Jean suit mes directives et, quelques minutes plus tard, nous nous retrouvons à l'entrée d'un chemin.

J'ai le cœur qui bat plus vite. Un retour en arrière avec toutes les images qui vont avec.

– Va au bout. Il y a un petit terre-plein où tu pourras faire demi-tour. On va savoir si la chapelle est toujours debout.

Le chemin a été partiellement empierré. Le coin n'a pas été complètement déserté. Des gens viennent ici de temps en temps.

J'aperçois le clocher. La chapelle, ma chapelle, est là. Mieux, elle a été rénovée. J'ai eu peur qu'elle n'ait été détruite. Rayée de la surface du monde.

Non. Elle se dresse devant nous. Il m'attend…

Jean se gare.

Je reste quelques secondes dans la voiture. Ne pas flancher maintenant. Vingt-trois ans que je ne suis pas venu ici. Des souvenirs remontent. Je suis inondé d'émotions contradictoires. Des flashs visuels. Des odeurs et des sons.

Le peu de vitraux qui restaient ont été remplacés par du simple verre blanc. Les ombres intérieures ne sont donc plus les mêmes. La porte d'entrée a été réparée. Les gongs semblent neufs.

– Si tu veux y aller seul, je t'attends ici, Jeff.

– Non. J'ai des choses à te montrer. Toi seul peux comprendre.

– Je suis flatté mais je n'en suis pas certain. Tout ça, là… la chapelle, le cimetière, la falaise… c'est ta vie.

– Il faut que je te parle de Max.

Je sens mes jambes se dérober. Je me tiens à la portière. Quelques secondes. Pas la maladie. L'appréhension d'être de nouveau ici.

J'avance. Jean se tient quelques pas derrière moi.

Devant le porche, je respire fort. Un panneau indique les heures d'accès libre à la chapelle. Manquerait plus qu'elle soit fermée. Je serais entré quand même.

Aucune difficulté pour pousser la porte en bois. Jean reste en retrait. Il sent que je dois me réapproprier les lieux.

L'espace est plus lumineux. Pas de bougies au sol. Des bancs neufs sont alignés en rangs serrés. J'avance de quelques pas dans la nef. Je respire profondément. Les odeurs se comparent à celles d'antan. Différentes. Les effluves d'Iboga, de sueur et du sang des victimes ont disparu. Ils ont laissé place à ceux de la cire et de l'encens.

– Tu peux venir, Jean. Je dois te montrer l'autel.

Il me suit sans rien dire. Une forme de pèlerinage. Silence. Sans nécessairement le vouloir, on baisse de ton, on chuchote lorsqu'on rentre dans une église.

Et pourtant ici, les murs se souviennent de mes cris sous l'empire d'Iboga et des hurlements des victimes.

La jeune fille violée, elle aussi, a hurlé son désespoir et sa douleur.

L'autel est légèrement surélevé. L'estrade en bois n'était pas là avant. Du bout des doigts, je caresse le dessus de la table. La surface a été refaçonnée. Il a fallu éliminer les traces du passé.

Je pose les deux paumes au milieu du plateau. Je ressens les souffrances des suppliciés : onze SDF sales et puants ; une jeune et belle femme.

Max n'est pas mort sur l'autel mais juste à côté.

Je me sens épuisé. Je m'assieds sur l'estrade. Respiration rapide. Les mains sur mon visage, je pleure. Jean ne dit rien. Il respecte ma douleur.

– J'étais un garçon fragile, Jean. Jeune aussi. Très jeune. Iboga a détruit toute forme de résistance en moi. Max m'a rendu dépendant à cette drogue. Je ne pouvais plus me séparer de lui non plus. Mon âme a été pervertie.

– Tu n'es pas obligé de me raconter.

– Je sais mais j'en ai besoin. Il faut que quelqu'un sache et me croie.

Je raconte la façon dont nous amenions les SDF. Difficile d'expliquer les raisons qui me poussaient à tuer ces hommes. Sur simple demande de Max. Je tuais sans conviction.

– Tu disais que tu étais sous son emprise. Max, le gourou et toi, son fidèle adepte. C'est ce que je comprends.

Puis je raconte comment nous avions attiré la jeune fille ici.

– Moi, j'étais shooté. Ce n'est pas une excuse, je sais, mais ça explique ma passivité. Je me souviens encore de son visage. Une femme magnifique. Ses yeux me suppliaient de ne pas lui faire de mal. Je ne l'ai pas touchée. Max s'est occupé d'elle… Moi, j'ai regardé… Tout regardé. Les tortures gratuites, juste pour faire mal… Le viol par soif de pouvoir. Max éprouvait un sentiment de puissance lorsqu'il infligeait ces supplices. Max ne cherchait pas à la tuer mais à la dominer.

Je ne donne pas de détails à Jean. Je vois à l'expression de son visage que son imagination fait le reste : viol, brûlures de cigarette, coups. Pas la peine de lui faire un dessin.

– Je te le dis, Jean. Je n'ai pas violé la jeune fille.

– Je ne t'accuse pas. Tu as été jugé coupable et as été condamné. Tu paies toujours pour ça.

– Pour tout ce que j'ai fait avant, oui. Mais pas pour elle. Je n'aurais pas pu. Je la voyais autrement que les autres… Je ne sais pas comment définir ça. Peu importe d'ailleurs. Je ne lui ai rien fait… Mais, j'étais là. J'ai assisté à tout… Je ne suis pas intervenu. Max était dans un délire hallucinatoire. Je ne sais pas pourquoi, il s'est acharné comme ça. Il s'est senti puissant… Un Dieu ayant le pouvoir de vie ou de mort sur un être humain.

Je tente de sécher mes larmes du revers de la manche.

– Mais quand il m'a demandé de la tuer… je n'ai pas pu. C'était au-dessus de mes forces. Contre toute logique, j'ai donné une couverture à la fille et l'ai laissée s'enfuir. Max était furieux. Pour la première fois en deux ans, je lui désobéissais. Les conséquences ont été lourdes pour nous deux. La fin.

Je me lève avec difficulté. Jean m'aide à me tenir debout.

Les images sont devant moi. Je vois le visage terrifiant de Max. Il est déformé par la colère et l'incompréhension. Il se sent trahi. Le fils s'oppose au père.

Max me plaque contre le mur. Ses yeux sont injectés de sang. Il me caresse la joue.

– Tu ne sais pas ce dont je suis capable quand je suis en colère et lorsqu'on me désobéit.

Un frisson me parcourt l'échine.

Je devrais avoir peur. Paradoxalement, je ne ressens rien. Iboga n'est pas vraiment parti.

Je fixe Jean.

– J'avais toujours le couteau dans la main, celui que Max m'avait donné quelques secondes auparavant pour faire taire la fille.

Je n'ai senti aucune résistance. Persuadé que j'étais incapable d'une telle transgression, Max ne se méfiait pas. La lame lui a transpercé l'abdomen.

Je ne me souviens plus du nombre de coups. Trois, quatre ? Peut-être plus…

Peu importe. J'ai senti un liquide chaud couler sur mes doigts. Pas un cri. Aucune plainte. Max s'est agrippé quelques secondes à moi, puis il s'est écroulé.

Il n'est pas mort tout de suite. Plusieurs minutes ont été nécessaires. Les mains sur son ventre pour tenter de contenir l'hémorragie. Réflexe inutile. Pas un mot. Juste un échange de regards.

Je montre le lieu exact ou Max a lâché son dernier souffle.

– Au pied de ce pilier. Ensuite, je l'ai enterré. Je vais te montrer où.

– Est-ce vraiment utile, Jeff ?

– Oui. S'il te plaît. Oui… Tu seras mon témoin. Si besoin.

Nous ressortons et longeons la chapelle vers le cimetière. La plupart des tombes ont disparu. Quelques croix subsistent. Plantées à même le sol, elles symbolisent l'emplacement d'âmes oubliées depuis longtemps.

L'espace est délimité par un muret en pierre. Il n'a pratiquement pas bougé. Quelques gros cailloux ont été ajoutés par-ci, par-là.

Je guide Jean jusqu'à l'extrémité du cimetière, là où le mur semble le plus haut. Un repère. À l'écart des tombes des SDF.

– Exactement à cet endroit. Max est enterré ici, au pied de ce tas de pierres plus grosses que les autres. La preuve est là. Max, mon sauveur, mon guide, mon mentor, puis le gourou avec qui je me suis perdu, gît sous un mètre de terre. Sans mon aide, personne n'aurait trouvé son tombeau.

» J'ai mis plusieurs heures pour me décider. Lorsque Iboga a commencé à me quitter, j'ai pris conscience de mon geste. En un sens, j'étais libéré. Difficile d'expliquer pourquoi. D'un autre côté, je devenais une nouvelle fois orphelin. Question d'habitude.

» J'ai enseveli Max dans la nuit. Au petit matin, la gendarmerie est venue m'arrêter.

Cette vie ne pouvait pas durer. Deux ans entre les mains de Max, la tête dans Iboga, des meurtres inutiles, du sang d'innocents sur les mains. Peut-être étais-je vraiment attiré par la jeune fille, la belle et magnifique femme. Un truc dans la tête plus que dans le bas-ventre. Incapable de lui faire du mal.

– Tu vois, Jean. Je crois que j'ai eu peur… peur de moi. Je n'ai pas violé la fille mais je n'ai rien fait pour lui éviter ses souffrances. La laisser en vie avec ce qu'elle avait subi était peut-être pire. Elle gardera dans ses chairs et dans sa tête les images, les odeurs, les cris de cette nuit-là. Elle m'a accusé parce que j'avais laissé faire Max. En fin de compte, je ne vaux pas mieux que lui. Je suis aussi coupable que lui.

– Pourquoi l'as-tu tué ?

Je hausse des épaules.

– Inconsciemment, je me suis libéré. Impossible de lui dire : *Merci pour tout, maintenant, c'est terminé. Au revoir, je me tire… Bonne route…*

J'ai fini par tuer le père.

33

J'éprouve une immense fatigue. Je m'assieds à même le sol, le dos contre le mur de la chapelle. Au loin, j'entends la mer. La falaise est à quelques mètres.

Jean me demande si je vais bien.

Bien sûr que non ! Je vais crever. Je le sais. Je n'ai rien fait pour me soigner. Inutile. Pourquoi me battrais-je ? Gagner quelques mois supplémentaires et les passer enfermé dans dix mètres carrés. Non…

J'ai fait mon temps. J'ai vécu quatorze années d'errance avant de rencontrer Max, puis deux ans de passion… de dépendance… Réveil brutal et élimination du mal.

Vingt-trois ans de purgatoire. Il est temps d'arrêter là une vie inutile.

Je ferme les yeux et laisse le soleil me chauffer le visage. Une larme perle une nouvelle fois au coin de mon œil.

Je pense subitement à ma mère que je ne connais pas. Elle est peut-être morte elle aussi. Jamais elle n'aurait pu imaginer le mal qu'elle allait provoquer en m'abandonnant au bord d'un bosquet. Elle aurait dû prendre un autre chemin.

J'ouvre les paupières.

– Arrête de te mentir, Jefferson Petitbois ! Jusqu'au bout, tu cherches des excuses. Rien n'est ta faute… Les « méchants » de cette histoire, ce sont les autres : ta mère, les familles d'accueil, et moi, Max. N'oublie surtout pas la puissance d'Iboga… Mais, en vérité, tu es le seul responsable… Consciemment ou non, tu as fait des choix…

– Oui… Et je vais en faire un dernier.

– Veux-tu que je t'aide à te relever, Jeff.

– Je vais y arriver seul… Je l'espère.

– On doit repartir.

– J'ai un dernier truc à faire. Mais là, il faut que je sois seul.

– Un quart d'heure, Jeff. Je ne peux pas te donner plus. Sinon, on va être à la bourre ou bien il faudra que je roule comme un malade.

– Quinze minutes, ça suffira.

– Que veux-tu faire ?

– Je retourne dans la chapelle. Au fond se trouve la sacristie. Mon sanctuaire. Je veux voir comment c'est, maintenant. Les cœurs des victimes étaient entreposés dans des bocaux, sur des étagères.

– OK, Jeff. Je vais dans la voiture et je t'attends. Un quart d'heure. Pas plus.

Je lui tends la main pour qu'il m'aide à me relever.

– Attends-moi dans la voiture. Pas de souci.

Jean ne me lâche pas tout de suite la main. Il me fixe. Son regard est profond. Il cherche à déchiffrer mes pensées.

S'il sait lire, il voit douleurs physiques et souffrances psychiques. *Laisse-moi, Jean.*

Il se dirige vers son véhicule.

J'attends quelques secondes puis prends le chemin de la falaise. Je ne retourne pas à l'intérieur de la chapelle. La sacristie, mon sanctuaire comme l'appelait Max, a été le lieu central de mes errances. Je n'y retournerai pas pour revivre mes crises.

J'ai autre chose à faire. Une nouvelle page à écrire. La dernière.

Jean le sait. Je l'ai vu dans ses yeux. Il m'a vu aussi mettre l'enveloppe avec la liasse de billets dans la boîte à gants de sa voiture et le livre de la psy par-dessus. J'ai laissé aussi mon casque, mon baladeur et les deux CD sur le siège passager.

Les autres sont restés dans ma cellule.

J'avance dans les hautes herbes. Ma volonté guide mes pas. Mes jambes ne veulent plus me porter mais elles n'ont pas le choix. J'ai besoin d'un peu de force…

À quelques centimètres du bord. Devant la mer et le ciel. Pas un nuage. Deux nuances de bleu. Au loin, la ligne d'horizon. Le soleil apporte sa couleur chaude. Légère brise du large. Tiède et humide.

Vingt-trois ans à attendre ce moment. La liberté ! La vraie ! Je lève les bras et laisse le souffle de la mer me caresser la peau. L'iode pénètre dans mes poumons. Une fraîcheur bienvenue.

Deux ou trois minutes de pur bonheur.

Je regarde en contrebas, sur la plage. Personne. Un seul chemin pour descendre jusqu'à cette crique. Je retrouve le sentier sans difficulté. Le temps n'a pas fermé le passage. La pente est abrupte mais je vais y arriver. Un reste de volonté. Mon choix.

Je manque plusieurs fois de tomber. Je me rattrape aux herbes, je m'appuie sur des roches apparentes.

Je vais réussir parce que je l'ai décidé. La volonté est plus forte que le mal. Je m'en persuade. Quelques minutes de répit.

Arrivé sur la plage, je retire chaussures et chaussettes. Contact avec les galets chauffés par le soleil. Sensations oubliées depuis deux décennies.

Plus loin, je vois un petit espace de sable. Je m'allonge.

Encore quelques minutes de sérénité.

Je ferme les yeux.

J'ai vécu de terribles peurs. Face à la guillotine, face au temps qui passait, dans l'attente du jour fatal. Puis ç'avait été l'angoisse de l'enfermement à vie.

J'ai ensuite ouvert les tiroirs de ma mémoire. Les images sont sorties et, avec elles, leur lot de souffrance, de terreur et d'incompréhension.

Vingt-trois ans plus tard, Iboga m'a laissé dans les tripes un souvenir mortel. Le cancer ne me tuera pas. Aucune chance.

Ma vie est parsemée d'interrogations. Elles ont toujours commencé par le même adverbe : pourquoi ?

Je n'ai pas toutes les réponses.

Il est temps maintenant.

Je me lève et avance vers la mer. De petites vagues me caressent les pieds. Je ramasse des galets et en mets un maximum dans mes poches.

Quelques pas maladroits.

Marée descendante. À une dizaine de mètres, je vois une ligne de courant marin. Je souris. Une dernière fois.

L'eau monte jusqu'à ma poitrine. Je me sens lourd et fatigué. Terriblement fatigué.

Face à moi, l'immensité de la mer. L'infini est ici. Une autre notion que l'éternité. Je veux y croire.

Derrière moi, la terre ferme et la falaise. Un ultime regard vers mon ancien monde.

Tout en haut, sur le bord, j'aperçois Jean. Depuis combien de temps est-il là ? Il me voit.

Je lui fais un dernier signe de la main.

Il lève le bras et me dit adieu… Il a toujours su que cette journée se terminerait de cette façon. Respect.

Je fais de nouveau face à la mer.

J'avance d'un pas… puis d'un autre… L'eau devient brutalement plus froide. J'ai atteint le courant du large…

Je me laisse porter.

Max, je te rejoins.

Remerciements

Encore sous le choc du film que je viens de voir, je reste assis là, dans la salle obscure, les yeux rivés sur le générique de fin. Une multitude de noms défilent sur l'écran.

Sur le livre, pas de générique de fin : logo de l'éditeur, noms du graphiste qui a conçu la couverture et du photographe qui a réalisé le portrait de l'auteur. À l'intérieur, on découvre le nom de l'imprimeur. C'est à peu près tout…

Quid des autres personnes sans qui le livre n'existerait pas ?

Alors merci à Céline Thoulouze d'avoir cru en moi (d'y croire encore) et de m'avoir soufflé les bonnes questions au bon moment, à Pauline Ferney et à Cristalle Tourrenc qui m'ont reçu comme si j'étais quelqu'un d'important, à Clémentine Duguay et à Claire Bourdon pour leur travail et leur réactivité.

Mais toute histoire a une genèse… Et sans Karine Giebel, je crois que je n'aurais jamais proposé le manuscrit d'*Iboga* aux éditions Belfond… Merci à toi mon amie, ma complice littéraire.

RÉALISATION : IGS-CP À L'ISLE-D'ESPAGNAC
IMPRESSION : CPI FRANCE
DÉPÔT LÉGAL : AVRIL 2019. N° 140774-3 (3037910)
IMPRIMÉ EN FRANCE